JN496346

안경수학

박 문 찬 저

북스힐

머리말

안경수학은 안경광학과 학생들이 전공과목을 공부하는 데 필요한 수학을 말한다. 특히, 광학(기하광학, 물리광학, 안경광학)을 공부하는 데 수학지식을 필요로 한다. 예를 들면, 기하광학에서는 기본법칙이 반사법칙과 굴절법칙인데 굴절법칙에는 사인함수가 들어가 있으며, 물리광학에서는 기본이 되는 방정식이 파동방정식인데 삼각함수로 표시할 수 있고, 안경광학에서는 눈에 렌즈를 적용했을 때 복잡한 현상을 벡터와 행렬을 쓰게 되면 쉽게 이해할 수 있다. 그러므로 안경수학을 잘 이해하는 학생은 안경광학과에서 배우는 많은 부분을 잘 이해할 수 있다.

기존의 일반수학이나 대학수학은 이공계 대학생들을 위해 만들어져서 안경광학을 공부하는 학생들에게는 불필요한 부분이 많을 뿐 아니라 이해하기 어려운 부분들이 많이 있다. 또한 지금 안경광학과에서 사용하고 있는 안경수학은 이과를 졸업한 학생들에게는 이해될 수 있지만 문과, 실업계, 예체능계를 졸업한 학생들에게는 어렵다. 문과, 실업계, 예체능계를 졸업한 학생들뿐만 아니라 수학의 기초가 부족한 안경광학과 학생이라도 쉽게 공부할 수 있는 안경수학 교재를 개발하기 위해 이 책을 집필하였다.

이 책의 구성과 특징은 광학을 공부하는 데 많이 다루어지는 중고등 기초수학을 1장에 나열했으며 2, 3, 4장은 안경광학과 학생들에게 중요한 삼각함수, 벡터, 행렬과 행렬식은 자세하게 나열했고, 5장, 6장, 7장은 안경광학과 학생들에게 미분과 적분과 도형에서 꼭 필요한 내용만을 넣었다. 또한 안경광학과 학생들이 안경수학에 흥미를 느끼게 하기 위해서 예제나 연습문제의 많은 부분이 안경광학과 관계가 있는 것으로 구성하였고, 참고로 광학 응용문제 중에 어려운 문제는 예제 위에 별표를 하였다.

처음부터 끝까지 성실하게 교정해 준 이형상 졸업생에게 감사드리며, 이 책을 출판하게끔 도와주신 김동준 상무님과 조승식 사장님께 감사드립니다.

2020년 2월

저자

차례

제 1 장

안경수학의 기초지식 들어가기

기하광학, 물리광학, 안경광학을 공부하는 데 있어서 사용되는 수학은 많은 부분이 기초적인 수학으로 풀 수 있다. 기초적인 수학을 다지는 것은 안경광학을 이해하는 데 큰 도움이 된다. 쉽지만 확실하게 다지기 위해 첫 장을 할애하여 소개하였다. 특히 안경광학에서 많이 나오는 몇 가지 정리와 개념을 연습하도록 했다.

기하광학에서는 빛의 이동시간 계산이나 렌즈의 곡률반경 측정에서 피타고라스 정리를 사용하며, 렌즈의 배율이나 원주렌즈나 토릭렌즈에서 초선길이를 계산하는 데에는 닮음식을 사용하며, 뉴톤 방정식 유도와 구면수차에서 곡률반경계산과 색수차에서 굴절력 계산 시 연립방정식을 사용한다. 그리고 정점간 거리에 따른 굴절력 계산과 정점굴절력 계산 시 기본적인 함수들이 사용된다. 물리광학에서는 파동의 합성 시 최종 파동의 크기를 계산할 때 피타고라스 정리를 사용하며, 위상차와 경로차의 관계를 따질 때에는 비례식을 사용한다. 그리고 빛의 간섭현상을 따질 때 기본적인 방정식과 함수가 사용된다. 안경광학에서는 눈의 망막에 상이 맺힐 때, 상의 크기를 계산할 시 비례식을 사용하면 편리하다.

안경수학의 기초지식은 가장 많이 나오는 개념인 피타고라스 정리, 닮음, 삼각형의 내각과 외각, 다항식과 인수분해, 방정식, 그리고 함수를 다루었다. 여기에서 다루는 예제는 대부분 안경광학과에서 교재로 쓰는 기하광학, 물리광학, 안경광학 책을 참고하였다.

1. 안경수학의 기초지식

1-1 피타고라스 정리

피타고라스 정리는 직각삼각형에서 빗변을 한 변으로 하는 정사각형의 넓이는 다른 두 변을 각각 한 변으로 하는 정사각형의 넓이의 합과 같다는 개념을 가진다. 밑변과 높이와 빗변의 길이를 각각 a, b, c라 하면

$$\boxed{a^2 + b^2 = c^2}$$

관계식이 성립된다.

이 방정식으로부터 직각삼각형의 두 변의 길이를 알면 나머지 길이를 알아낼 수 있다.

예제 1 한 변의 길이가 5인 정사각형에서 대각선의 길이를 구하라.

| 풀이 | $x^2 = 5^2 + 5^2 = 50$

$x = \sqrt{50} = 5\sqrt{2}$

예제 2 다음 그림과 같은 정삼각형에서 높이를 구하라.

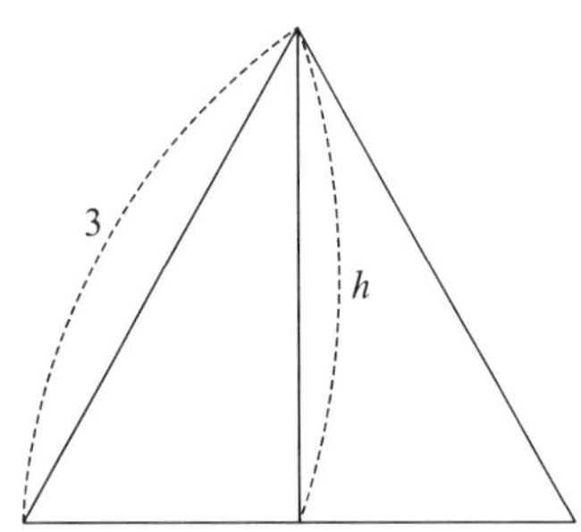

| 풀이 | $3^2 = h^2 + (\frac{3}{2})^2$

$h^2 = 3^2 - (\frac{3}{2})^2 = 9 - \frac{9}{4} = \frac{27}{4}$

$\therefore h = \frac{3\sqrt{3}}{2}$

예제 3 그림과 같이 빛의 속도가 v인 매질에서 빛이 A에서 거울 면에 반사하여 B로 갈 때, 걸리는 시간 t를 피타고라스 정리를 이용하여 구하라.(단, 시간=거리/속도)

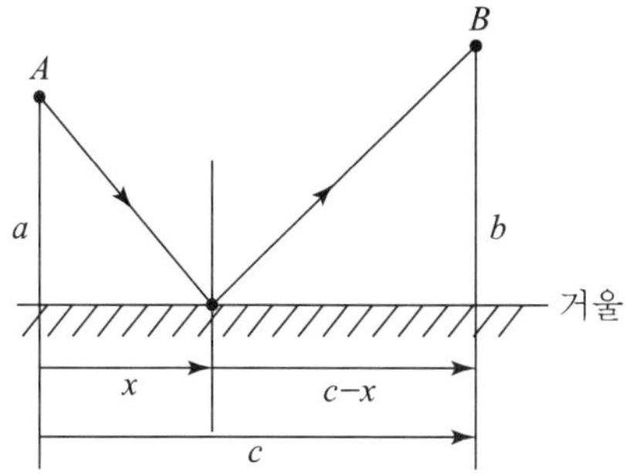

| 풀이 |

$$t = t_1 + t_2$$

$$= \frac{\sqrt{a^2 + x^2}}{v} + \frac{\sqrt{b^2 + (c-x)^2}}{v}$$

예제 4 그림과 같이 렌즈 위에 렌즈 메져의 다리 A, B, C를 올려 놓았다. 이때 구면정점의 깊이 s이고 두 고정침간의 거리의 1/2을 d라고 하면 렌즈면의 곡률반경을 구하라.

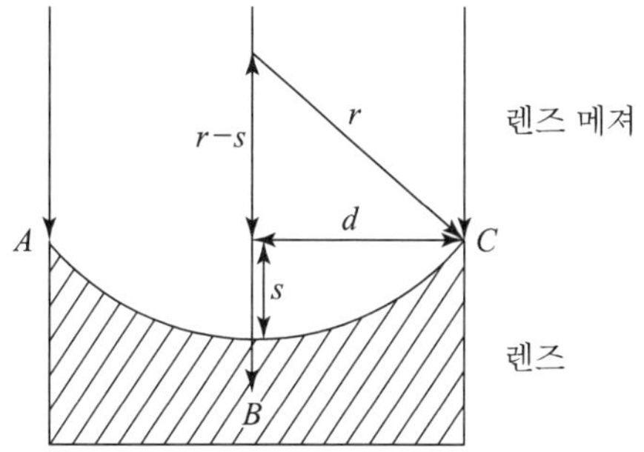

| 풀이 |

$$r^2 = (r-s)^2 + d^2$$

$$r = \frac{s^2 + d^2}{2s}$$

$s \ll r$이므로 s^2항을 무시하면

$$2rs \fallingdotseq d^2 \quad \rightarrow \quad r = \frac{d^2}{2s}$$

| 참고 |

렌즈 메져
양쪽 고정되어 있는 두 침 사이 중간에 위 아래로 움직 일 수 있는 가운데 침이 있는 기기

예제 5 다음 그림과 같이 두 파동의 벡터 A, B를 합성하고자 한다. 피타고라스 정리를 이용하여 C의 크기를 구하라.

$$C = \sqrt{(Acos\alpha + Bcos\beta)^2 + (Asin\alpha + Bsin\beta)^2}$$

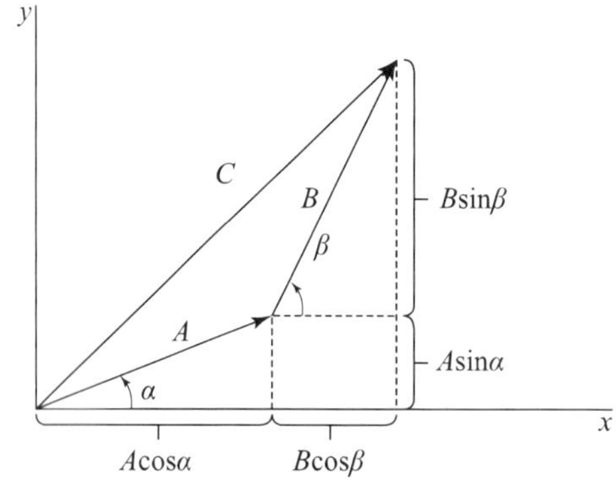

| 풀이 |

$C^2 = 밑변의\ 길이^2 + 높이의\ 길이^2$

$밑변 = Acos\alpha + Bcos\beta$

$높이 = Asin\alpha + Bsin\beta$

$C^2 = (Acos\alpha + Bcos\beta)^2 + (Asin\alpha + Bsin\beta)^2$

$C = \sqrt{(Acos\alpha + Bcos\beta)^2 + (Asin\alpha + Bsin\beta)^2}$

| 참고 |

벡터

크기와 방향을 가지는 물리량

1-2 닮음

한 도형을 일정한 비율로 확대하거나 축소한 도형이 다른 도형과 같을 때 두 도형을 닮은 도형이라고 한다.

삼각형의 닮음조건

(1) 세 쌍의 대응하는 변의 길이의 비가 서로 같을 때
(2) 두 쌍의 대응하는 변의 길이의 비와 끼인각의 크기가 서로 같을 때
(3) 두 쌍의 대응하는 각의 크기가 서로 같을 때

예제 1 토릭렌즈 CL 앞에 물점이 있고 두 개의 선상이 있다. 위에서 본 것과 옆에서 본 것을 다음 그림에 표시하였다. 전초선, 후초선의 크기 $V_1V_2 = \left(\dfrac{V_2 - V_1}{V_2}\right)CL$, $H_1H_2 = \left(\dfrac{V_2 - V_1}{V_1}\right)CL$ 를 증명하라.

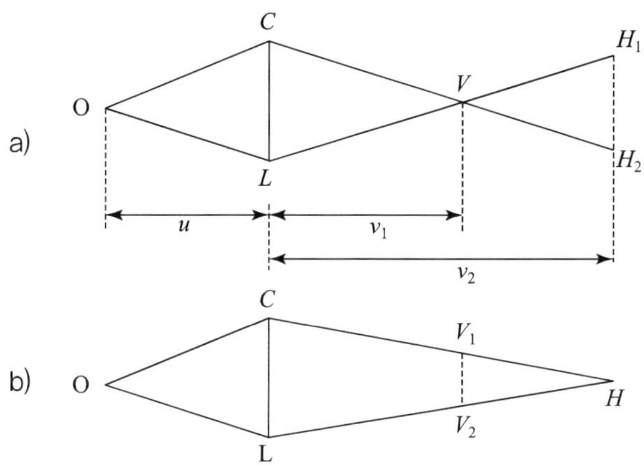

a) 위에서 본 것　　　b) 옆에서 본 것

풀이 위에서 본 그림에서 $\triangle CLV \propto \triangle VH_1H_2$이므로

$$H_1H_2 : v_2 - v_1 = CL : v_1$$

$$H_1H_2 = (\frac{v_2 - v_1}{v_1})CL$$

옆에서 본 그림에서 $\triangle CLH \propto \triangle V_1V_2H$이므로

$$V_1V_2 : v_2 - v_1 = CL : v_2$$

$$V_1V_2 = (\frac{v_2 - v_1}{v_2})CL$$

참고

> **토릭렌즈**
> 굴절력이 가장 작은 약주경선과 가장 큰 강주경선이 서로 직각을 이루고 있는 형태의 렌즈이다. 물점에 대해 전초선과 후초선을 만든다.

예제 2 얇은 볼록렌즈에서 상의 형성에 관한 광선 도형이 다음 그림과 같다. $\dfrac{h_i}{h_o} = \dfrac{v}{u}$ 임을 증명하라.

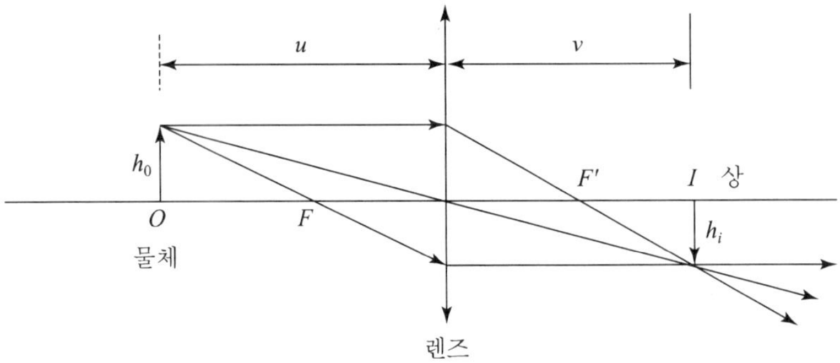

| 풀이 | $\dfrac{h_0}{u} = \dfrac{h_i}{v} \rightarrow \dfrac{h_i}{h_0} = \dfrac{v}{u}$

예제 3 다음은 원주렌즈를 위와 옆에서 봤을 때 그림이다. $\overline{AB} = \dfrac{u+v}{u}\overline{CL}$ 임을 증명하라.

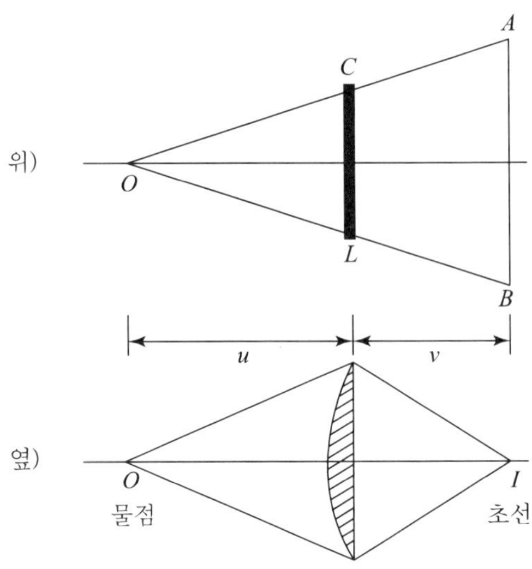

| 풀이 |

$$\overline{AB}: u+v = \overline{CL}: u$$

$$\overline{AB} \times u = \overline{CL} \times (u+v)$$

$$\overline{AB} = \frac{u+v}{u}\overline{CL}$$

| 참고 |

원주렌즈

한쪽 면은 평면이고 다른 면은 원주면을 나타내는 렌즈.

예제 4 어떤 프리즘은 100 cm에서 4.56 cm를 편위된다. 70 cm에서는 얼마나 편위되는가?

| 풀이 | $100 : 4.56 = 70 : x$

$$x = \frac{4.56 \times 70}{100}$$

예제 5 위상차 δ와 경로차 $\varDelta$의 관계식 $\delta = \frac{2\pi}{\lambda}\varDelta$임을 증명하라.(단, λ는 파장이다.)
(hint: 한 파장의 경로차는 λ이고 그에 대응하는 위상차는 2π이다.)

| 풀이 | $2\pi : \delta = \lambda : \varDelta$

$$\delta\lambda = 2\pi\varDelta$$

$$\delta = \frac{2\pi}{\lambda}\varDelta$$

예제 6 다음 그림과 같이 눈 앞 1 m 거리에 있는 물체의 망막상의 크기는?
(Hint: $F'P'$는 HP''과 같다, 눈 앞 초점거리는 16.74 mm이다.)

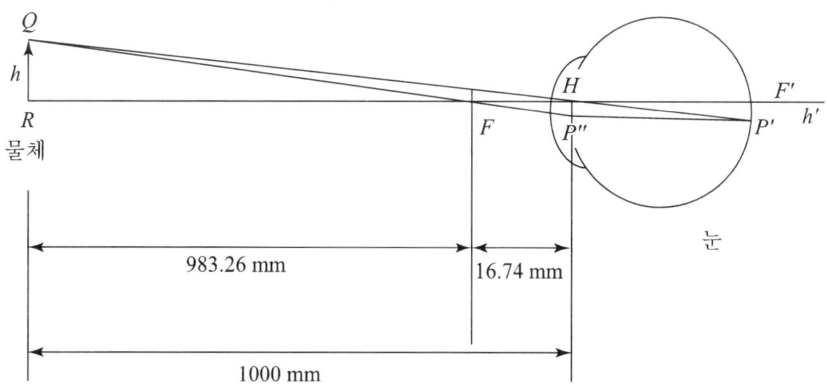

| 풀이 | 물체의 크기를 h로 놓고 망막상의 크기를 h'으로 놓으면

$$\triangle QRF \propto \triangle HP''F$$

$FR : QR = FH : HP''$ 이므로

$$983.26 : h = 16.74 : h'$$

$$h' = \frac{16.74}{983.26}h = 0.017h$$

1-3 삼각형의 내각과 외각

> 삼각형의 세 내각의 크기의 합은 180°이다.
> 삼각형의 한 외각의 크기는 그와 이웃하지 않는 두 내각의 크기의 합과 같다.

예제 1 다음 프리즘에서 $A=2\theta'$ 임을 증명하라.

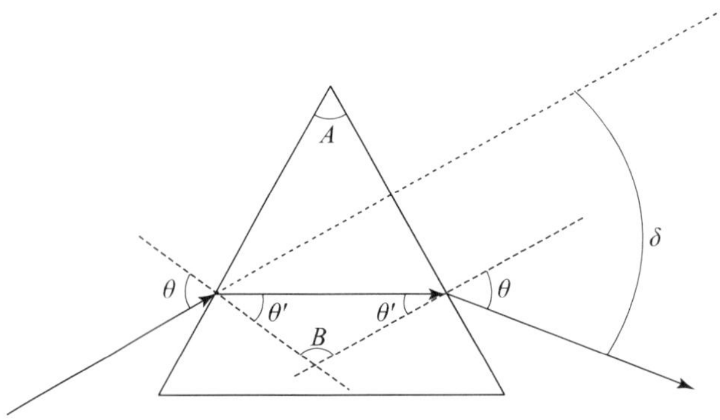

| 풀이 | $A+B=180^\circ \rightarrow B=180^\circ-A$

$2\theta'=180^\circ-B=180^\circ-180^\circ+A=A \quad \therefore A=2\theta'$

예제 2 근축광선일 때, $n_1\theta_1 \cong n_2\theta_2$이 성립한다. 다음 그림에서 $n_1(\alpha-\varphi)=n_2(\alpha'-\varphi)$임을 증명하라.

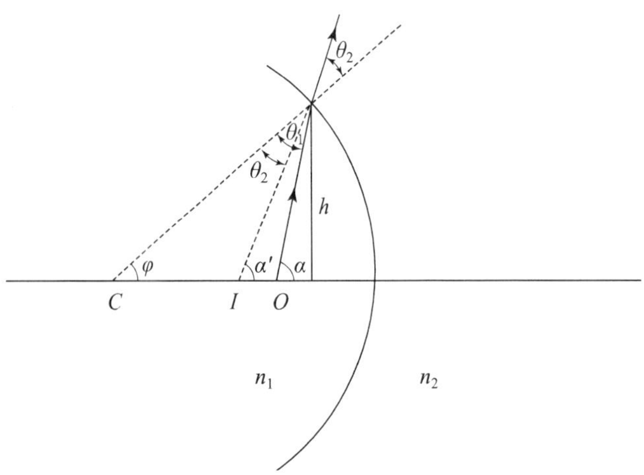

| 풀이 | $\varphi+\theta_1=\alpha,\ \varphi+\theta_2=\alpha' \rightarrow \ \theta_1=\alpha-\varphi,\ \theta_2=\alpha'-\varphi$

$n_1\theta_1 \cong n_2\theta_2 \rightarrow n_1(\alpha-\varphi)=n_2(\alpha'-\varphi)$

| 참고 |

근축광선
빛이 구면의 광축 근처를 지나가는 광선

1-4 다항식과 인수분해

다항식의 곱

두 다항식의 곱은 분배법칙을 이용하여 전개한다.

$$(a+b)(c+d)=ac+ad+bc+bd$$

$$(a+b)^2=(a+b)(a+b)=a(a+b)+b(a+b)=a^2+ab+ba+b^2$$

$$=a^2+ab+ab+b^2=a^2+2ab+b^2$$

$$(a-b)^2=(a-b)(a-b)=a(a-b)+b(a-b)=a^2-ab-ba+b^2$$

$$=a^2-ab-ab+b^2=a^2-2ab+b^2$$

$$(a+b)(a-b)=a^2+ab-ba-b^2$$

$$=a^2+ab-ab-b^2$$

$$=a^2-b^2$$

$$(x+a)(x+b)=x(x+b)+a(x+b)$$

$$=x^2+bx+ax+ab$$

$$=x^2+(a+b)x+ab$$

$$(ax+b)(cx+d)=ax(cx+d)+b(cx+d)$$

$$=acx^2+adx+bcx+bd$$

$$=acx^2+(ad+bc)x+bd$$

예제 1 다음 식을 전개하라.

$$(3x+1)(4x+7)$$

풀이 $(3x+1)(4x+7) = 12x^2+21x+4x+7 \ = 12x^2+25x+7$

예제 2 다음 식을 전개하라.

$$(2x-1)^2$$

풀이 $(2x-1)^2 = 4x^2-4x+1$

예제 3 다음 식을 전개하라.

$$(6x+1)(6x-1)$$

풀이 $(6x+1)(6x-1) = 36x^2-1$

인수분해

하나의 다항식을 두 개 이상의 다항식의 곱으로 나타내는 것을 인수분해한다고 한다. 즉, 다항식의 곱과 인수분해는 반대되는 개념이다.

인수분해 공식

$a^2+2ab+b^2=(a+b)^2, \quad a^2-2ab+b^2=(a-b)^2$

$a^2-b^2=(a+b)(a-b)$

$x^2+(a+b)x+ab=(x+a)(x+b)$

$acx^2+(ad+bc)x+bd=(ax+b)(cx+d)$

예제 4 다음 식을 인수분해하라.

(1) x^2y-10x (2) $5ab-4b$

풀이 (1) $x^2y-10x = x(xy-10)$

(2) $5ab-4b = b(5a-4)$

예제 5 다음 식을 인수분해하라.

(1) $x^2-10x+25$ (2) a^2-4

| 풀이 | (1) $x^2-10x+25=(x-5)^2$

(2) $a^2-4=(a+2)(a-2)$

예제 6 다음 식을 인수분해하라.

(1) x^2-4x+3 (2) $3x^2+x-2$

| 풀이 | (1) $x^2-4x+3=(x-1)(x-3)$

(2) $3x^2+x-2=(3x-2)(x+1)$

1-5 방정식

1-5-1 일차방정식

방정식의 모든 항을 이항하여 정리한 방정식이 (x에 관한 일차식) $=0$ 꼴로 변형되는 방정식을 x에 관한 일차방정식이라고 한다.

일차방정식을 푸는 요령

(1) 괄호가 있으면 분배법칙을 이용하여 괄호를 푼다.

(2) 계수가 소수나 분수 경우 양변에 알맞은 수를 곱하여 계수를 정수로 고친다.

(3) 양변을 간단히 하여, $ax=b(a\neq0)$의 꼴로 만든다.

(4) x의 계수로 양변을 나눈다.

예제 1 $8(x+2)-3x=3(x-1)$를 풀어라.

| 풀이 | $8(x+2)-3x=3(x-1)$

$8x+16-3x=3x-3$

$5x+16=3x-3$

$2x=-19$

$\therefore\ x=-\dfrac{19}{2}$

예제 2 $\frac{x}{3}-\frac{x-2}{4}=2$을 풀어라.

풀이

$$12\left(\frac{x}{3}-\frac{x-2}{4}\right)=12(2)$$

$$4x-3(x-2)=24$$

$$x+6=24$$

$$\therefore\ x=18$$

예제 3 $0.25x-2.5=0.15x+0.4$ 을 풀어라.

풀이

$$100(0.25x-2.5)=100(0.15x+0.4)$$

$$25x-250=15x+40$$

$$25x-15x=40+250$$

$$10x=290 \qquad \therefore x=29$$

1-5-2 연립 일차방정식

연립일차방정식

두 미지수 x와 y에 관한 일차방정식 두 개를 묶어서 나타낸 식을 연립일차방정식이라 한다.

연립방정식의 풀이

식을 대입하여 풀기

예제 4 다음 연립방정식을 풀어라.

$$\begin{cases} 4x+2y=15 \\ y=3x+8 \end{cases}$$

풀이

$$4x+2(3x+8)=15$$

$$4x+6x+16=15$$

$$10x=-1 \qquad x=-\frac{1}{10}$$

$$4\left(-\frac{1}{10}\right)+2y=15$$

$$2y = 15 + \frac{4}{10} = \frac{154}{10} \qquad y = \frac{154}{20} = \frac{77}{10}$$

$$\therefore\ x = -\frac{1}{10}\ ,\ y = \frac{77}{10}$$

예제 5 $2t_m = m\lambda,\ R = \dfrac{r_m^2}{2t_m}$ 에서 r_m^2 을 . m, R, λ로 표시하라.

| 풀이 |

$$r_m^2 = 2t_m R = 2\left(\frac{m\lambda}{2}\right)R = m\lambda R$$

예제 6 다음 두 식 $D_v' = \dfrac{D'}{1-\dfrac{t}{n}D_1'}$ 과 $D' = D_1' + D_2' - \dfrac{t}{n}D_1' D_2'$ 에서

$D_v' = \dfrac{D_1'}{1-\dfrac{t}{n}D_1'} + D_2'$ 을 증명하라.

| 풀이 |

$$D_v' = \frac{D_1' + (D_2' - \dfrac{t}{n}D_1' D_2')}{1-\dfrac{t}{n}D_1'} = \frac{D_1' + (1-\dfrac{t}{n}D_1')D_2'}{1-\dfrac{t}{n}D_1'}$$

$$= \frac{D_1'}{1-\dfrac{t}{n}D_1'} + D_2'$$

예제 7 다음 연립방정식 $\dfrac{1}{f} = (n-1)\left(\dfrac{1}{r_1} - \dfrac{1}{r_2}\right)$과 $\sigma = \dfrac{1+\dfrac{r_1}{r_2}}{1-\dfrac{r_1}{r_2}}$ 을 풀어 $r_1 = \dfrac{2f(n-1)}{\sigma+1}$

과 $r_2 = \dfrac{2f(n-1)}{\sigma-1}$ 를 구하라.(단, f, n, σ는 상수이다.)

| 풀이 |

$$\left(1 - \frac{r_1}{r_2}\right)\sigma = 1 + \frac{r_1}{r_2}$$

$$\sigma - \frac{r_1}{r_2}\sigma = 1 + \frac{r_1}{r_2} \qquad \sigma - 1 = \frac{r_1}{r_2}(1+\sigma)$$

$$r_1 = \frac{\sigma-1}{\sigma+1} r_2$$

$$\frac{1}{f} = (n-1)\left(\frac{\sigma+1}{\sigma-1}\frac{1}{r_2} - \frac{1}{r_2}\right) = (n-1)\left(\frac{2}{\sigma-1}\frac{1}{r_2}\right)$$

$$r_2 = \frac{2f(n-1)}{\sigma - 1}$$

마찬가지 방법으로 구하면

$$r_1 = \frac{2f(n-1)}{\sigma + 1}$$

$$\therefore \quad r_1 = \frac{2f(n-1)}{\sigma+1}, \; r_2 = \frac{2f(n-1)}{\sigma-1}$$

예제 8 $P_D = P_{1D} + P_{2D}$와 $V_2 P_{1D} + V_1 P_{2D} = 0$에서 P_{1D}, P_{2D}를 P_D와 V_1과 V_2로 나타내라.

| 풀이 |

$$P_{2D} = \frac{-V_2 P_{1D}}{V_1}$$

$$P_D = P_{1D} + \left(-\frac{V_2 P_{1D}}{V_1}\right) = \left(1 - \frac{V_2}{V_1}\right) P_{1D}$$

$$P_{1D} = \frac{V_1}{V_1 - V_2} P_D$$

마찬가지 방법으로 구하면

$$P_{2D} = \frac{-V_2}{V_1 - V_2} P_D$$

$$\therefore P_{1D} = \frac{V_1}{V_1 - V_2} P_D, \quad P_{2D} = \frac{-V_2}{V_1 - V_2} P_D$$

식끼리 더하거나 빼서 풀기

예제 9 다음 연립방정식을 풀어라.

$$\begin{cases} 4x + y = 14 \\ 2x - y = 8 \end{cases}$$

| 풀이 |

$$6x = 22, \quad x = \frac{22}{6}$$

$$4\left(\frac{22}{6}\right) + y = 14$$

$$y = 14 - \frac{88}{6} = -\frac{2}{3}$$

$$\therefore x = \frac{11}{3}, \; y = -\frac{2}{3}$$

1-5-3 이차방정식

(x에 관한 이차식) $=0$의 꼴로 변형되는 방정식을 x에 관한 이차방정식이라고 하며, $ax^2+bx+c=0$ (a, b, c는 상수, $a \neq 0$)과 같이 나타낼 수 있다.

이차방정식의 풀이

(1) 인수분해를 이용하여 푼다.
(2) 완전제곱식을 이용하여 푼다.
(3) 근의 공식을 이용하여 푼다.

이차방정식의 근의 공식

$$x=\frac{-b \pm \sqrt{b^2-4ac}}{2a}$$

예제 10 이차방정식 $x^2+4x+2=0$을 풀어라.

| 풀이 |

$$x^2+4x+2^2-2^2+2=0$$
$$x^2+4x+2^2=2$$
$$(x+2)^2=2$$
$$x+2=\pm\sqrt{2}$$
$$\therefore x=\sqrt{2}-2 \text{ or } -\sqrt{2}-2$$

예제 11 이차방정식 $x^2-3x-18=0$을 풀어라.

| 풀이 |

$$x^2-3x-18=0$$
$$(x-6)(x+3)=0$$
$$\therefore x=6 \text{ or } -3$$

예제 12 이차방정식 $x^2+4x^{-3}-3=0$을 풀어라.

| 풀이 |

$$x=\frac{-4\pm\sqrt{16+12}}{2}=\frac{-4\pm\sqrt{28}}{2}$$
$$=-2\pm\sqrt{7}$$

1-5-4 분수 방정식

분수식이란 분모에 x에 관한 식이 있는 것을 말하고, 분수방정식은 분수식=0 꼴의 방정식이다. 즉, 분수방정식은 분모에 x가 있는 방정식을 말한다. 분수방정식을 풀기 위해서는 분수방정식을 다항방정식으로 고쳐야 한다. 다항방정식으로 바꾸려면 분모의 최소공배수를 곱해서 분모를 모두 없애야 된다.

분수방정식을 다항방정식으로 바꾸면 근이 아닌 '무연근'이 나올 수 있다.

예제 13 $\frac{4}{x^2-1}+\frac{2}{x+1}=1$을 만족하는 x 값을 구하라.

| 풀이 | 양변에 (x^2-1)을 곱하면

$4+2(x-1)=x^2-1$

$2x+2=x^2-1$

$x^2-2x-3=0$

$(x-3)(x+1)=0$

$\therefore x=3 \text{ or } x=-1$

$x=-1$은 식에 대입하면 분모가 0이 되므로 해가 아니다. 최종 해는

$\therefore x=3$

예제 14 렌즈의 결상식 $\frac{1}{u}+\frac{1}{v}=\frac{1}{f}$ 식을 이용하여 $v=\frac{fu}{u-f}$ 을 증명하라.

| 풀이 | $\frac{1}{u}+\frac{1}{v}=\frac{1}{f}$

양변에 uvf를 곱하면

$vf+uf=uv$

가 되고 이항하면

$vf-uv=-uf$

$v=\frac{-fu}{f-u}=\frac{fu}{u-f}$가 된다.

예제 15 $P_s = \dfrac{P_c}{1-xP_c}$를 $P_c = P_c(x,\ P_s)$로 나타내라.

풀이 양변에 $(1-xP_c)$를 곱하면

$$(1-xP_c)P_s = P_c$$

$$P_s - xP_cP_s = P_c$$

$$P_c = \frac{P_s}{1+xP_s}$$

예제 16 $\dfrac{1.33}{v} - \dfrac{1}{(-30)} = \dfrac{1.33-1}{5}$를 풀어라.

풀이 $\dfrac{1.33}{v} = \dfrac{1.33-1}{5} + \dfrac{1}{-30} = \dfrac{0.33}{5} - \dfrac{1}{30}$

양변에 100을 곱한다.

$$\frac{133}{v} = \frac{33}{5} - \frac{100}{30} = \frac{198-100}{30} = \frac{98}{30}$$

양변에 v를 곱하고 이항 정리한다.

$$\frac{98}{30}v = 133$$

$$v = 133 \times \frac{30}{98} = 40.71$$

예제 17 $\dfrac{n_f}{n_0} = \dfrac{n_s}{n_f}$에서 n_f는?

풀이

$$n_f n_0 \left(\frac{n_f}{n_0}\right) = n_f n_0 \left(\frac{n_s}{n_f}\right)$$

$$n_f n_f = n_0 n_s$$

$$n_f = \sqrt{n_s n_0}$$

예제 18 두 식 $\dfrac{h_i}{h_0} = \dfrac{f}{x}$, $\dfrac{h_i}{h_0} = \dfrac{x'}{f}$에서 $xx' = f^2$를 유도하라.

풀이 $\dfrac{h_i}{h_0} = \dfrac{f}{x} = \dfrac{x'}{f}$

양변에 xf를 곱하면

$$xf\left(\frac{f}{x}\right)=xf\left(\frac{x'}{f}\right)$$

$$f^2=xx'$$

1-6 함수

두 변수 x, y에 대하여 x값이 정해지면 y값도 단 하나로 정해지는 관계가 있을 때, y는 x의 함수라고 하며, 이것을 기호로

$$y=f(x)$$

와 같이 나타낸다.

예제 1 −10D의 안경렌즈 P_S를 착용하는 사람이 콘택트렌즈로 바꾸고자 한다. 콘택트렌즈의 굴절력 P_c은?(단, 정점간 거리는 13 mm이다.) hint: $P_c=\dfrac{P_s}{1-xP_s}$

| 풀이 | $$P_c=\frac{P_s}{1-xP_s}=\frac{-10}{1-(0.013)(-10)}=-8.85D$$

예제 *2 전면 호칭 면 굴절력 D_N'이 +5D이고 중심두께 t가 5 mm이고 굴절률 n이 1,523인 크라운 유리로 만든 안경렌즈가 있다. 이 렌즈의 전면 굴절력 D_1'은 얼마인가?(단, $D_N'=\dfrac{1}{1-\dfrac{t}{n}D_1'}D_1'$)

| 풀이 | $$D_N'=\frac{1}{1-\dfrac{t}{n}D_1'}D_1' \rightarrow D_1'=\frac{1}{1+\dfrac{t}{n}D_N'}D_N'$$

$$D_1'=\frac{1}{1+\dfrac{t}{n}D_N'}D_N'=\frac{1}{1+\dfrac{0.005}{1.523}\times 5}5=4.919D$$

예제 3 굴절률이 1.498인 CR-39 렌즈 커브를 렌즈 메저로 측정하였더니 굴절력 $D_{렌즈메저}$가 −5.50D를 가리켰다. 실제 렌즈 커브의 면굴절력 $D_{실제}$는?(단, $\dfrac{D_{렌즈메저}}{D_{실제}}=\dfrac{0.53}{n-1}$)

| 풀이 | $D_{실제} = \frac{n-1}{0.53} D_{렌즈메저} = \frac{1.498-1}{0.53}(-5.50) = \frac{0.498}{0.53}(-5.50) = -5.17D$

예제 4 프리즘의 굴절률 n이 1.50이고, 꼭지각 A가 5°이다. 이때 꺾임각 δ을 구하라.(단, $\delta = (n-1)A$ 식을 사용하라.)

| 풀이 | $\delta = (n-1)A = (1.5-1)5° = 0.5 \times 5° = 2.5°$

예제 5 3D의 굴절력을 가지는 렌즈에서 광학적 중심점으로부터 2 mm 떨어진 곳에서의 프리즘 굴절력 P는?(hint: 프렌티스 공식 $P = \frac{d \times D}{10}$을 사용하라.)

| 풀이 | $P = \frac{d \times D}{10} = \frac{2 \times 3}{10} = 0.6(\triangle)$

예제 *6 뉴톤링 무늬에서 녹색 빛(546.1 nm)을 사용하여 10번째(m=10) 밝은 무늬가 반경 r_m이 3.945 mm로 생겼다면 렌즈표면의 곡률반지름(R)은?(단, $r_m^2 = mR\lambda$)

| 풀이 | $R = \frac{r_m^2}{m\lambda}$ 에서 $m = 10$에서 반경 $r_m = 3.945mm$이다.

$$R = \frac{r_m^2}{m\lambda} = \frac{3.945^2 mm^2}{10 \times 546.1nm} = \frac{3.945^2 \times 10^{-6}}{5461 \times 10^{-9}} = 2.84m$$

예제 7 크라운 유리(n=1.523)로 만들어진 평판유리위에 수직으로 빛이 입사한다. 이때 빛의 몇 %가 반사되는가?(단, 반사율 $R = (\frac{n-1}{n+1})^2 \times 100$)

| 풀이 | $R = (\frac{n-1}{n+1})^2 \times 100 = (\frac{1.523-1}{1.523+1})^2 \times 100 = (\frac{0.523}{2.523})^2 \times 100 = 4.30(\%)$

제1장 연습문제

1) 한 변의 길이가 5인 정육면체의 대각선의 길이를 구하라.

2) 다음 그림과 같이 빛이 빛의 속도가 v이고 굴절률이 n인 매질 A점에서 빛의 속도가 v'이고 굴절률이 n'인 B점으로 굴절하여 B로 갈 때, 걸리는 시간을 피타고라스 정리를 이용하여 구하라.(단, 시간=거리/속도)

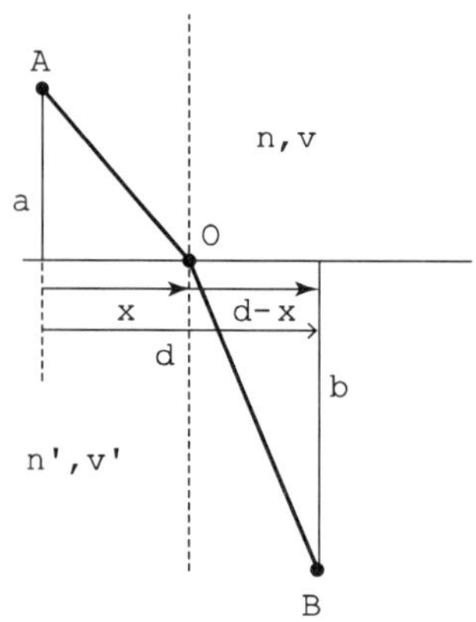

3) 위상차 π에 대응하는 가장 짧은 경로차 Δ는? $\delta = \frac{2\pi}{\lambda}\Delta$을 이용하라.(단, λ는 파장이다.)

4) 토릭렌즈 CL 앞에 물점이 있고 두 개의 선상이 있다. 위에서 본 것과 옆에서 본 것을 다음 그림에 표시하였다. 이때 전초선의 길이는 $V_1V_2 = (\frac{v_2 - v_1}{v_2})CL$이고, 후초선의 길이는 $H_1H_2 = (\frac{v_2 - v_1}{v_1})CL$이다. 비례식을 이용하여 최소착란원의 거리 s와 직경 d를 구하라.

a)

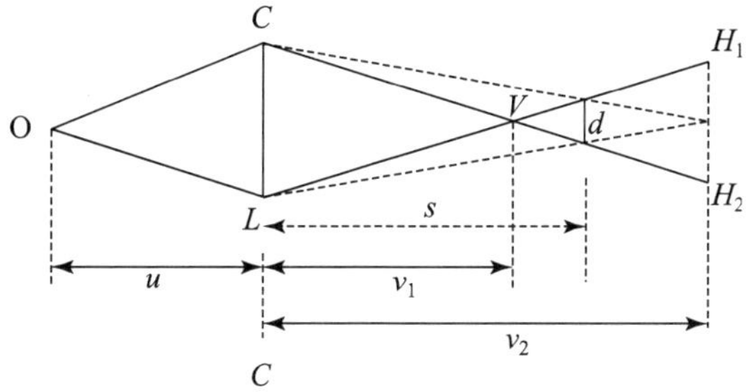

b)

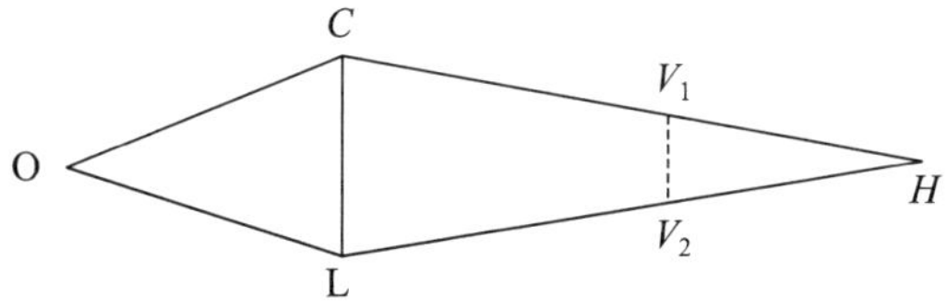

a) 위에서 본 것, b) 옆에서 본 것

5) 5D의 안경렌즈 P_s를 착용하는 사람이 콘택트렌즈로 바꾸고자 한다. 콘택트렌즈의 굴절력 P_c은?

(단, 정점간 거리는 14 mm이다.) hint: $P_c = \dfrac{P_s}{1 - xP_s}$

6) 5D렌즈의 광학적 중심점에서 3 mm 떨어진 곳에서의 프리즘 효과는?(hint: 프렌티스 공식 $P = \dfrac{d \times D}{10}$을 사용하라.)

7) $\dfrac{1.523}{v} - \dfrac{1}{(-50)} = \dfrac{1.523 - 1}{5}$를 풀어라.

제 2 장

삼각함수 들어가기

기하광학은 빛이 직진한다고 가정한 후 빛의 직진현상을 다룬다. 빛이 매질이 달라질 경우 발생하는 굴절현상과 거울과 같은 반사면에서 발생하는 반사현상을 거울과 렌즈, 그리고 광학기기에서 다룬다. 렌즈에서 빛이 굴절할 때, sine 함수가 포함되어 있는 스넬법칙을 만족하며, 거울과 면과 렌즈에서 빛이 결상할 때에는 가우스 공식과, 배율공식을 유도할 때에는 삼각형 공식과 삼각함수 공식을 많이 쓰게 된다.

물리광학은 빛이 전기장과 자기장이 서로 직각을 이루면서 전달되는 전자기파이며 빛의 회절현상을 고려한다. 이때, 전자기파는 sine파로서 빛의 합성 시 삼각함수의 합성으로 간섭현상을 설명할 수 있다. 특히, 렌즈의 코팅에서 sin파의 합성에 의한 상쇄간섭은 반사율을 줄이므로 투과율을 높여 ghost 상을 줄여준다.

이와 같이 기하광학과 물리광학을 공부하는 데 있어 삼각함수를 확실히 이해하는 것은 매우 중요하다.

이 장에서는 삼각함수의 일반적인 사항인 일반각과 호도법, 삼각함수의 정의, 삼각함수의 기본공식, 삼각함수의 성질과 여러 가지 공식, 삼각방정식과 삼각부등식, 그리고 삼각함수의 합성을 소개하였고, 물리광학을 공부하는 데 있어 많이 나오는 삼각함수의 합성에 대한 벡터 모델, 삼각함수의 극한을 보충하여 설명하였다.

2. 삼각함수

2-1 일반각과 호도법

2-1-1 일반각

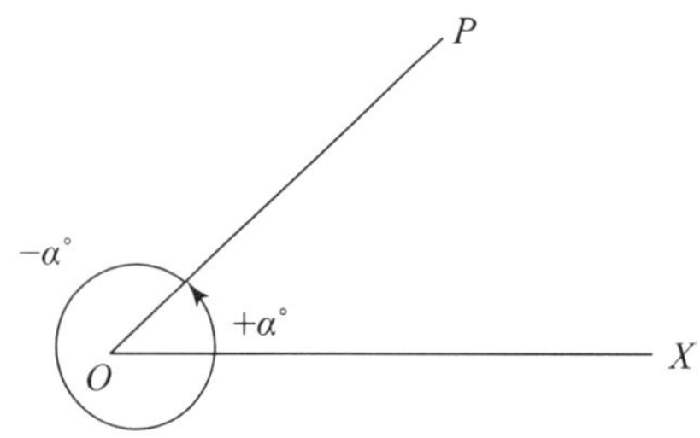

(O: 원점 OX: 시초선 OP: 동경)

위 그림에서 O를 원점으로 하고, OX는 각을 재는 데 기준이 되는 시초선이며, 어느 각의 크기를 나타내는 동경 OP이다. OX를 기준으로 OP가 시계 반대 방향으로 한 바퀴를 돌았을 때 360°라 한다. 1°를 60으로 나누면 1'이고 1'를 60으로 나누면 1"이 된다.

시계 반대 방향으로 돌면 각의 부호가 +이고, 시계 방향이면 -이다. +390°는 360°+30°으로 30°에서 한 바퀴 돈 상태로 30°와 같다. 또한 -30°는 +330°와 마찬가지이다. 그러므로 일반각의 표기는 다음과 같이 쓸 수 있다.

$$\theta^\circ = 360^\circ \times n + \alpha^\circ$$

여기서 n은 동경이 회전한 방향과 횟수를 나타낸다.

예제 1 유리의 Brewster 각은 56.66°이다. 이 각을 도, 분, 초로 표시하라.

풀이

$$\frac{66}{100} = \frac{x}{60} \rightarrow x = \frac{66 \times 60}{100} = 39.6$$

$$\frac{60}{100} = \frac{x}{60} \rightarrow x = \frac{60 \times 60}{100} = 36$$

∴ 56°39'36"

예제 2 0°를 일반각으로 표시하라.

$$0^{\circ} = 360^{\circ} \times n + 0^{\circ}$$

2-1-2 호도법

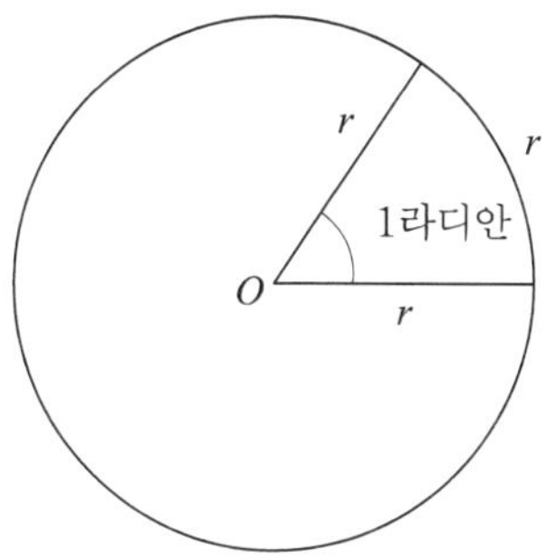

반지름의 길이가 r인 원에서 길이가 r인 호 AB의 중심각의 크기를 α° 라고 하면, 호의 길이는 중심각의 크기에 정비례하므로

$$r : 2\pi r = \alpha^{\circ} : 360^{\circ}$$

이다. 따라서

$$\alpha^{\circ} = \frac{180^{\circ}}{\pi}$$

이며, r의 크기에 관계없이 항상 일정하다. 이 각의 크기를 1 라디안(radian)이라고 하며, 이러한 단위로 나타내는 방법을 호도법이라 한다.

$$\boxed{1\text{라디안} = \frac{180^{\circ}}{\pi}}$$

예제 3 90°를 라디안으로 표시하라.

| 풀이 | $360^{\circ} : 90^{\circ} = 2\pi : x$

$$x = \frac{90}{360} \times 2\pi = \frac{\pi}{2}$$

특수각에 대해서 라디안으로 표시하면 다음과 같다.

도(°)	라디안
30	$\frac{\pi}{6}$
45	$\frac{\pi}{4}$
60	$\frac{\pi}{3}$
90	$\frac{\pi}{2}$
120	$\frac{2\pi}{3}$
180	π
270	$\frac{3\pi}{2}$
360	2π

원에서 호와 면적을 구하기 위해 반지름의 길이가 r, 중심각의 크기가 θ인 부채꼴의 호의 길이를 l, 넓이를 S라고 하면

$$l = r\theta$$

$$S = \frac{1}{2}r^2\theta = \frac{1}{2}rl$$

이다.

예제 4 위 식을 증명하라.

| 풀이 | $2\pi r : l = 2\pi : \theta$

$2\pi l = 2\pi r\theta \rightarrow l = r\theta$

또 $\pi r^2 : S = 2\pi r : l$

$S = \frac{1}{2}rl$

예제 5 θ가 작을 때 $\sin\theta \cong \tan\theta \cong \theta$(단, θ는 라디안)가 성립한다. 각이 5°일 때 증명하라.

| 풀이 | $\sin 5° = 0.0871$

$\tan 5° = 0.0874$

$5° = 5 \times \frac{\pi}{180}$ 라디안 $= 0.0872$라디안

$\therefore$ 소수점 넷째자리에서 값이 달라진다.

2-2 삼각함수

동경 OP가 나타내는 일반각의 크기 θ에 대하여

$$\sin\theta = \frac{y}{r},\ \cos\theta = \frac{x}{r},\ \tan\theta = \frac{y}{x}$$
$$\csc\theta = \frac{r}{y},\ \sec\theta = \frac{r}{x},\ \cot\theta = \frac{x}{y}$$

와 같이 나타낸다.

2-2-1 삼각함수의 값의 부호

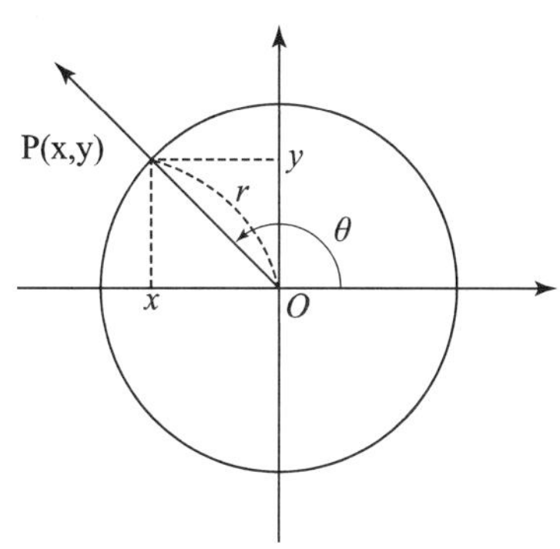

삼각함수의 값의 부호는 동경 r이 원의 반지름의 크기인 양수값을 가지므로 x, y좌표의 부호에 의해서 결정된다. 그러므로 삼각함수의 값의 부호는 동경이 위치한 사분면에 의해 결정된다. 다음 표는 사분면에 따른 삼각함수의 값의 부호와 특수한 각에 대한 삼각비를 나타내었다.

사분면	좌표의 부호	$\sin\theta = \frac{y}{r}$	$\cos\theta = \frac{x}{r}$	$\tan\theta = \frac{y}{x}$
제1	$x > 0, y > 0$	+	+	+
제2	$x < 0, y > 0$	+	−	−
제3	$x < 0, y < 0$	−	−	+
제4	$x > 0, y < 0$	−	+	−

특수한 각의 삼각비

	$\sin\theta$	$\cos\theta$	$\tan\theta$
0°	0	1	0
30°	$\frac{1}{2}$	$\frac{\sqrt{3}}{2}$	$\frac{1}{\sqrt{3}}$
45°	$\frac{\sqrt{2}}{2}$	$\frac{\sqrt{2}}{2}$	1
60°	$\frac{\sqrt{3}}{2}$	$\frac{1}{2}$	$\sqrt{3}$
90°	1	0	∞

예제 1 삼각함수의 값의 부호와 특수 각의 삼각비를 이용하여 $-30°$에 대한 $\sin\theta$, $\cos\theta$, $\tan\theta$의 값을 구하라.

풀이

$$\sin(-30^\circ) = -\frac{1}{2} \text{(}y\text{값의 부호가 음이다.)}$$

$$\cos(-30^\circ) = \frac{\sqrt{3}}{2} \text{(}x\text{값의 부호가 양이다.)}$$

$$\tan(-30^\circ) = \frac{\sin(-30^\circ)}{\cos(-30^\circ)} = \frac{-\frac{1}{2}}{\frac{\sqrt{3}}{2}} = -\frac{1}{\sqrt{3}}$$

2-2-2 삼각함수의 그래프

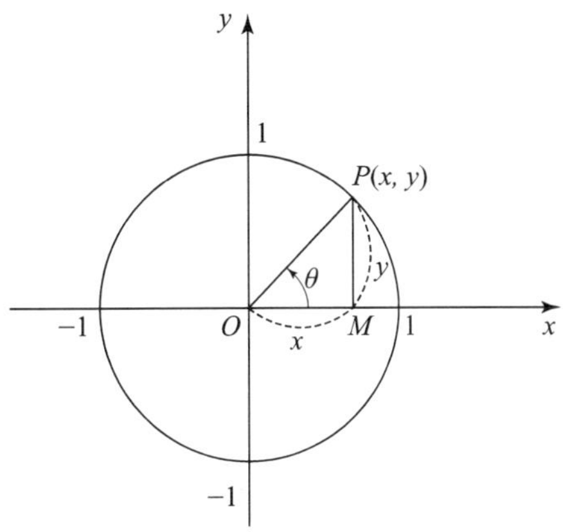

원의 반지름을 1이라고 하면,

$$\sin\theta = \frac{y}{1} = y$$

$$\cos\theta = \frac{x}{1} = x$$

이 된다. 이때 θ에 따라 $\sin\theta, \cos\theta$가 변한다. θ에 따른 $\sin\theta, \cos\theta$를 그래프로 나타내었다.

θ를 x로 바꾸면

$$y = \sin x$$

$$y = \cos x$$

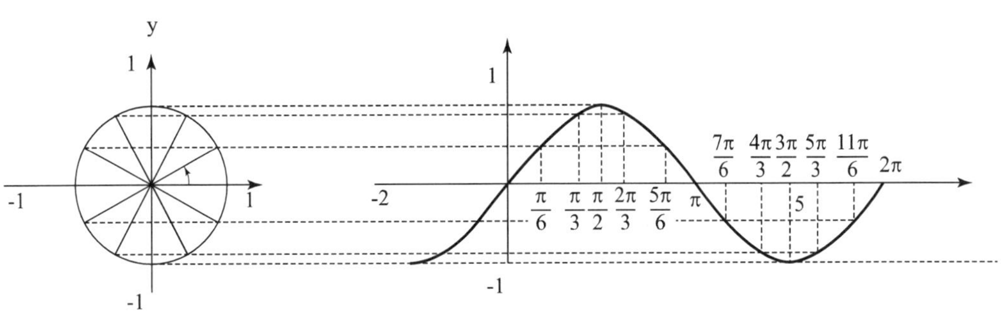

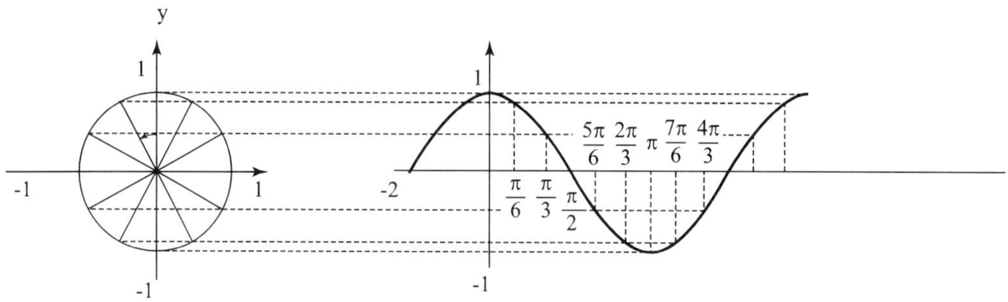

이 된다. 그래프에서 알 수 있듯이 $\sin x$ 함수는 $x = 0\,\text{rad}(0^\circ)$일 때 함수 값이 영에서 시작하여 $x = \frac{\pi}{2}\,\text{rad}(90^\circ)$에서 1인 최댓값이 된다. 각이 커짐에 따라 감소하다가 $x = \pi\,\text{rad}\,(180^\circ)$에서 함수 값이 다시 영이 되고 $x = \frac{3}{2}\pi\,\text{rad}\,(270^\circ)$에서 최솟값 -1이 된 후 $x = 2\pi\,\text{rad}$ (360°)에서 다시 영이 된다. $\cos x$ 함수는 $x = 0\,\text{rad}\,(0^\circ)$일 때 함수 값이 1인 최댓값에서 시작하여 $x = \frac{\pi}{2}\,\text{rad}\,(90^\circ)$에서 0이 된다. 이는 $\sin x$에서 x 대신에 $\left(x + \frac{\pi}{2}\right)$로 바꾸어 그래프를 그리면 된다.

두 함수 $y = \sin x$, $y = \cos x$는 2π 간격으로 함수 모양이 반복되며, 정의역은 실수 전체의 집합이고, 치역은 $\{y | -1 \le y \le 1\}$이다. $\sin x$ 함수는 원점에 대해서 대칭이며, $\cos x$ 함수는 y축에 대해서 대칭이다.

삼각함수의 $y = \sin x$, $y = \cos x$ 성질

(1) 주기가 2π인 주기함수이다.
(2) $\sin x$ 함수는 원점에 대해서 대칭이며, $\cos x$ 함수는 y축에 대해서 대칭이다.
(3) 정의역은 실수 전체의 집합이고, 치역은 $\{y | -1 \le y \le 1\}$이다.

예제 2 $y = \cos 2x$ 함수의 그래프를 그려보아라.

풀이

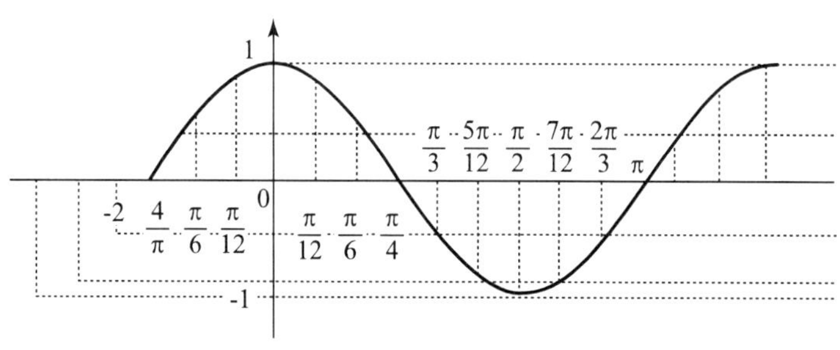

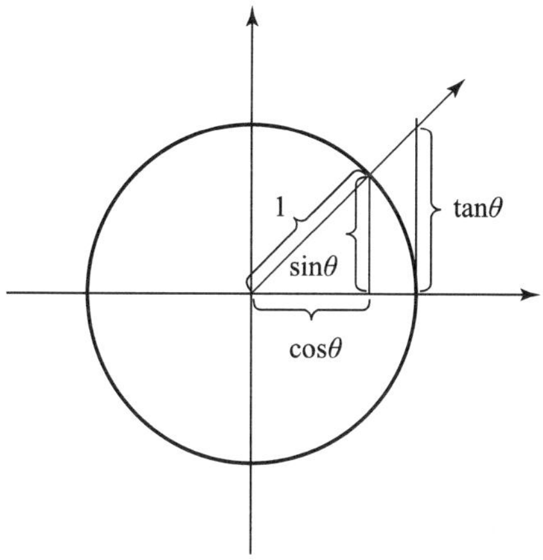

그림에서 $\tan\theta = \frac{\sin\theta}{\cos\theta} = \frac{t}{1}$ 이므로 t가 $\tan\theta$가 되는데, $\theta = 0\,\text{rad}\,(0^\circ)$일 때는 함숫값이 0이고 $\theta = \frac{\pi}{4}\,\text{rad}\,(45^\circ)$일 때는 함숫값이 1이고, $\theta = \frac{\pi}{2}\,\text{rad}\,(90^\circ)$가 되면 함숫값이 ∞가 된다. 주기가 π인 주기함수이며, 원점에 대해서 대칭이다. 정의역은 $n\pi + \frac{\pi}{2}$를 제외한 실수 전체의 집합이고, 치역은 실수 전체의 집합이다. 그래프의 점근선은 $n\pi + \frac{\pi}{2}$이다.

삼각함수 $\tan\theta$의 성질

(1) 정의역은 $n\pi + \frac{\pi}{2}$를 제외한 실수 전체의 집합이고, 치역은 실수 전체의 집합이다.

(2) 원점에 대해서 대칭이다.

(3) 주기가 π인 주기함수이며, 그래프의 점근선은 $n\pi + \frac{\pi}{2}$이다.

예제 3 $y = \tan\left(2x - \frac{\pi}{6}\right)$의 주기를 구하라.

| 풀이 | $2x$가 주기 π인 함수와 관계가 되므로 x는 주기 $\frac{\pi}{2}$인 함수와 관계된다.

2-3 삼각함수의 기본공식

2-3-1 기본공식

$$\csc\theta = \frac{1}{\sin\theta},\ \sec\theta = \frac{1}{\cos\theta},\ \cot\theta = \frac{1}{\tan\theta}$$

$$\tan\theta = \frac{\sin\theta}{\cos\theta},\ \cot\theta = \frac{\cos\theta}{\sin\theta}$$

$$\sin^2\theta + \cos^2\theta = 1,\ 1 + \tan^2\theta = \sec^2\theta,\ 1 + \cot^2\theta = \csc^2\theta$$

예제 1 다음을 증명하라.

$$\sin^2\theta + \cos^2\theta = 1,\ 1 + \tan^2\theta = \sec^2\theta,\ 1 + \cot^2\theta = \csc^2\theta$$

| 풀이 |

$$\sin^2\theta + \cos^2\theta = (\frac{y}{r})^2 + (\frac{x}{r})^2 = \frac{x^2 + y^2}{r^2} = \frac{r^2}{r^2} = 1$$

$$1 + \tan^2\theta = 1 + (\frac{y}{x})^2 = \frac{x^2 + y^2}{x^2} = \frac{r^2}{x^2} = \frac{1}{(\frac{x}{r})^2} = \frac{1}{\cos^2 x} = \sec^2 x$$

$$1 + \cot^2\theta = 1 + (\frac{x}{y})^2 = \frac{y^2 + x^2}{y^2} = \frac{r^2}{y^2} = \frac{1}{(\frac{y}{r})^2} = \frac{1}{\sin^2 x} = \csc^2 x$$

예제 2 θ가 제1사분면의 각이고 $\cos\theta = \frac{3}{5}$일 때, $\sin\theta, \tan\theta$의 값을 구하라.

| 풀이 |

$\sin^2\theta + \cos^2\theta = 1$ 에서 $\sin^2\theta + (\frac{3}{5})^2 = 1 \rightarrow \sin^2\theta = \frac{16}{25}$

$\sin\theta = \frac{4}{5}$

또 $\tan\theta = \frac{\sin\theta}{\cos\theta} = \frac{\frac{4}{5}}{\frac{3}{5}} = \frac{4}{3}$

$\therefore \sin\theta = \frac{4}{5},\ \tan\theta = \frac{4}{3}$

예제 3 $x = A\cos\theta,\ y = B\cos(\theta + \frac{\pi}{2})$ 을 합성하면 타원이 됨을 증명하라.

| 풀이 |

$$\frac{x}{A} = \cos\theta,\ \frac{y}{B} = \cos(\theta + \frac{\pi}{2}) = -\sin\theta$$

$$\left(\frac{x}{A}\right)^2 + \left(\frac{y}{B}\right)^2 = \cos^2\theta + (-\sin\theta)^2 = \cos^2\theta + \sin^2\theta = 1$$

$$\therefore \left(\frac{x}{A}\right)^2 + \left(\frac{y}{B}\right)^2 = 1$$

예제 *4 섬유광학에서 수치구경이 $n_1\cos\varphi = \sqrt{n_1^2 - n_2^2}$ 임을 증명하라.(단, $\sin\varphi = \frac{n_2}{n_1}$ 이다.)

| 풀이 |

$$\cos^2\varphi + \sin^2\varphi = 1$$

$$\cos^2\varphi = 1 - \sin^2\varphi = 1 - (\frac{n_2}{n_1})^2$$

$$\cos\varphi = \sqrt{1 - \frac{n_2^2}{n_1^2}} = \sqrt{\frac{n_1^2 - n_2^2}{n_1^2}}$$

$$\therefore\ n_1\cos\varphi = \sqrt{n_1^2 - n_2^2}$$

2-3-2 $90° \times n \pm \theta$의 삼각함수

$-\theta$의 삼각함수

$$\sin(-\theta) = -\sin\theta$$
$$\cos(-\theta) = \cos\theta$$
$$\tan(-\theta) = -\tan\theta$$

예제 5 위 식 중 다음을 증명하라.

$$\sin(-\theta) = -\sin\theta$$

| 풀이 | 함수 $y = \sin\theta$는 원점에 대해서 대칭이므로

$\sin(-\theta) = -y = -\sin\theta$

$(\frac{\pi}{2}-\theta)$의 삼각함수

$$\sin(\frac{\pi}{2}+\theta)=\cos\theta,\quad \sin(\frac{\pi}{2}-\theta)=\cos\theta$$

$$\cos(\frac{\pi}{2}+\theta)=-\sin\theta,\quad \cos(\frac{\pi}{2}-\theta)=\sin\theta$$

$$\tan(\frac{\pi}{2}+\theta)=-\cot\theta,\quad \tan(\frac{\pi}{2}-\theta)=\cot\theta$$

예제 6 위 식 중 다음을 증명하라.

$$\sin(\frac{\pi}{2}+\theta)=\cos\theta,\ \sin(\frac{\pi}{2}-\theta)=\cos\theta$$

풀이 함수 $y=\cos x$의 그래프는 함수 $y=\sin x$의 그래프를 x축 방향으로 $-\frac{\pi}{2}$만큼 평행이동한 것과 같으므로

$\sin(\frac{\pi}{2}+\theta)=\cos\theta$ 이고,

θ 대신에 $-\theta$를 대입하면

$\sin(\frac{\pi}{2}-\theta)=\cos(-\theta)=\cos\theta$

예제 7 $\cos(\omega t+\frac{\pi}{4})=\sin(\omega t+\frac{3\pi}{4})$임을 증명하라.

풀이 $\cos(\omega t+\frac{\pi}{4})=\sin(\frac{\pi}{2}+(\omega t+\frac{\pi}{4}))=\sin(\omega t+\frac{3\pi}{4})$

180°$-\theta$의 삼각함수

$$\sin(\pi+\theta)=-\sin\theta,\quad \sin(\pi-\theta)=\sin\theta$$

$$\cos(\pi+\theta)=-\cos\theta,\quad \cos(\pi-\theta)=-\cos\theta$$

$$\tan(\pi+\theta)=\tan\theta,\quad \tan(\pi-\theta)=-\tan\theta$$

예제 8 $\sin(\pi+\theta)=-\sin\theta$임을 증명하라.

풀이 $\sin(\pi+\theta)=\sin\left\{\frac{\pi}{2}+\left(\frac{\pi}{2}+\theta\right)\right\}=\cos\left(\frac{\pi}{2}+\theta\right)=-\sin\theta$

$270^\circ - \theta$의 삼각함수

$$\sin(270^\circ - \theta) = -\cos\theta$$
$$\cos(270^\circ - \theta) = -\sin\theta$$
$$\tan(270^\circ - \theta) = \cot\theta$$

예제 9 위 식을 증명하라.

| 풀이 | $\sin(270^\circ - \theta) = \sin(\pi + (\frac{\pi}{2} - \theta)) = -\sin(\frac{\pi}{2} - \theta) = -\cos\theta$

$$\cos(270^\circ - \theta) = \cos\left(\pi + \left(\frac{\pi}{2} - \theta\right)\right) = -\cos\left(\frac{\pi}{2} - \theta\right) = -\sin\theta$$

$$\tan(270^\circ - \theta) = \tan\left(\pi + \left(\frac{\pi}{2} - \theta\right)\right) = \tan\left(\frac{\pi}{2} - \theta\right) = \cot\theta$$

예제 10 $\sin 385^\circ$, $\sin 210^\circ$, $\sin 120^\circ$을 예각의 삼각함수로 표시하라.

| 풀이 | $\sin 385^\circ = \sin(360^\circ + 25^\circ) = \sin 25^\circ$

$\sin 210^\circ = \sin(180^\circ + 30^\circ) = -\sin 30^\circ$

$\sin 120^\circ = \sin(90^\circ + 30^\circ) = \cos 30^\circ$

2-4 삼각함수의 성질과 여러 가지 공식

2-4-1 사인(SINE) 법칙

$\triangle ABC$에서 각의 크기를 $\angle A, \angle B, \angle C$라 하고 각각의 각에 마주보는 길이를 a, b, c라 하자. 이때 삼각형의 외접 반지름의 크기를 R이라고 할 때, 다음 방정식이 성립한다.

$$\frac{a}{\sin A} = \frac{b}{\sin B} = \frac{c}{\sin C} = 2R$$

이것을 sin 법칙이라고 한다.

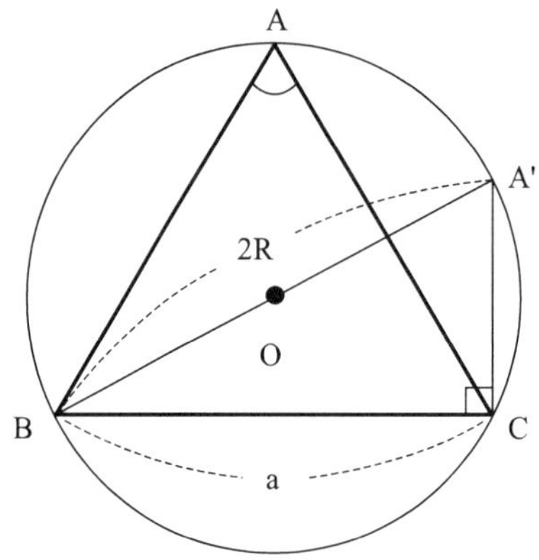

예제 1 sin정리를 증명하라.

풀이 먼저 $\angle A$에 대해

호 BC에 대한 원주각이 같으므로 $\angle A = \angle A'$이다.

$$\sin A = \sin A' = \frac{a}{2R}$$

마찬가지 방법으로 $\angle B$, $\angle C$에 대해

$$\sin B = \frac{b}{2R}, \sin C = \frac{c}{2R},$$

$$\therefore \frac{a}{\sin A} = \frac{b}{\sin B} = \frac{c}{\sin C} = 2R$$

예제 2 다음 그림에서 $\sin\theta = \frac{\sin\phi}{PC} r$임을 증명하라.

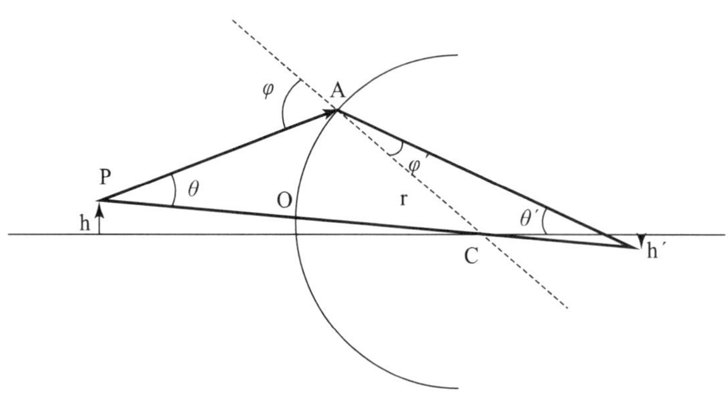

| 풀이 | $\triangle PCA$에 sin법칙을 적용하면 $\dfrac{\sin\theta}{r} = \dfrac{\sin(\pi - \phi)}{PC} = \dfrac{\sin\phi}{PC}$

$\therefore\ \sin\theta = \dfrac{\sin\phi}{PC} r$

2-4-2 코사인(cosine) 법칙

$\triangle ABC$에서 꼭짓점 A에서 변 BC에 수선을 내려서 만난 점 H라 하고, $\angle A, \angle B, \angle C$라 하고 각각의 각에 마주보는 길이를 a, b, c라 하자. 이때 삼각형의 변의 길이 a, b, c는 다음과 같다.

$$a = b\cos C + c\cos B$$
$$b = c\cos A + a\cos C$$
$$c = a\cos B + b\cos A$$

이 정리를 제1 cosine 정리라고 한다.

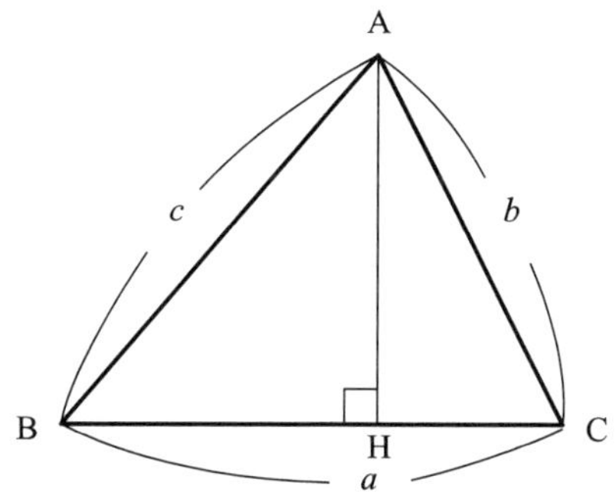

예제 3 위 정리를 증명하라.

| 풀이 | $a = \overline{BH} + \overline{HC} = c\cos B + b\cos C$

마찬가지로

$b = c\cos A + a\cos C$

$c = a\cos B + b\cos A$

제2 cosine정리

$$a^2 = b^2 + c^2 - 2bc\cos A$$
$$b^2 = c^2 + a^2 - 2ca\cos B$$
$$c^2 = a^2 + b^2 - 2ab\cos C$$

예제 4 위 정리에서 $a^2 = b^2 + c^2 - 2bc\cos A$를 증명하라.

풀이 △XVY에서

$$a^2 = (b-x)^2 + h^2 = b^2 - 2bx + x^2 + h^2$$

또한 △ZVY에서

$$h^2 + x^2 = c^2 \qquad x^2 = c^2 - h^2$$

$$\cos A = \frac{x}{c} \rightarrow x = c\cos A$$

$$a^2 = b^2 - 2bx + x^2 + h^2 = b^2 - 2b(c\cos A) + c^2 - h^2 + h^2$$
$$= b^2 + c^2 - 2bc\cos A$$
$$\therefore a^2 = b^2 + c^2 - 2bc\cos A$$

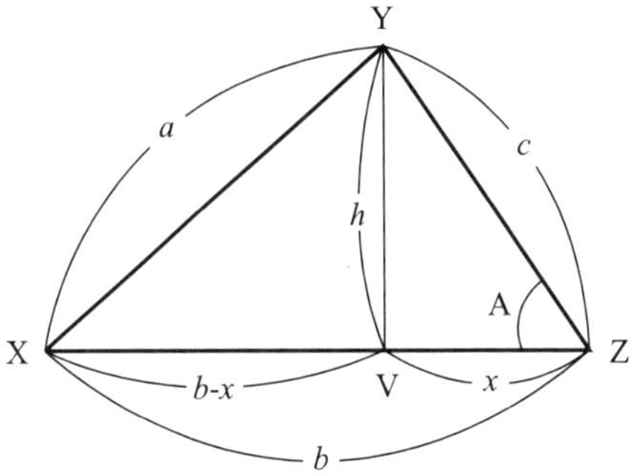

예제 5 위상이 φ_{01}, φ_{02}인 두 개의 조화파 E_{01}, E_{02}를 중첩을 하였을 때 합성파의 크기가 다음과 같음을 증명하라.

$$E_0^2 = E_{01}^2 + E_{02}^2 + 2E_{01}E_{02}\cos(\varphi_{02} - \varphi_{01})$$

풀이 cosine 정리에 의해

$$E_0^2 = E_{01}^2 + E_{02}^2 - 2E_{01}E_{02}\cos(\pi - (\varphi_{02} - \varphi_{01}))$$
$$= E_{01}^2 + E_{02}^2 + 2E_{01}E_{02}\cos(\varphi_{02} - \varphi_{01})$$

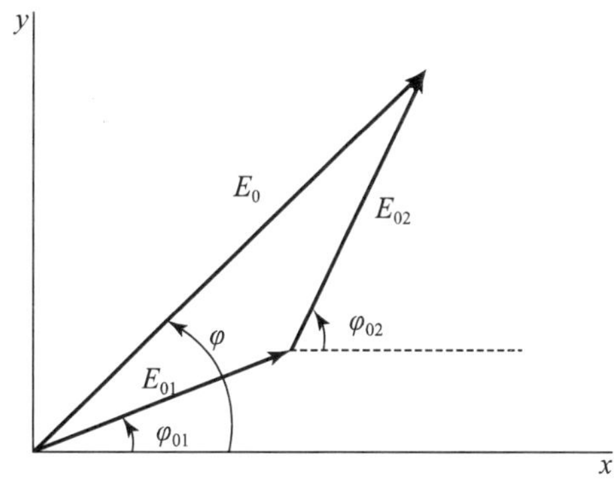

위의 sine법칙과 제2 cosine법칙을 이용하여 삼각형의 미지의 변 또는 각을 알 수 있다.

삼각형에서 세 변을 알고 있을 때, 세 각을 구하기

$$\cos A = \frac{b^2 + c^2 - a^2}{2bc}$$

$$\cos B = \frac{c^2 + a^2 - b^2}{2ac}$$

$$\angle C = 180^\circ - (\angle A + \angle B)$$

예제 6 세변이 다음과 같을 때 세 각을 구하라.

a=10 cm, b=12 cm, c=15 cm

| 풀이 |

$$\cos A = \frac{b^2 + c^2 - a^2}{2bc} = \frac{12^2 + 15^2 - 10^2}{2 \times 12 \times 15} = \frac{269}{360} = 0.75,\ \angle A = 41.4^\circ$$

$$\cos B = \frac{c^2 + a^2 - b^2}{2ac} = 0.60,\ \angle B = 53.1^\circ$$

$$\angle C = 180^\circ - (\angle A + \angle B) = 180^\circ - 94.5^\circ = 85.5^\circ$$

삼각형에서 두 변과 사이각을 알 때, 한 변과 두 각 구하기

$$a^2 = b^2 + c^2 - 2bc \cos A$$

$$\sin B = \frac{b}{a} \sin A$$

$$\angle C = 180^\circ - (\angle A + \angle B)$$

예제 7 다음과 같을 때 삼각형을 풀어라.

$$b=20\ cm,\ c=8cm,\ \angle A=50°$$

| 풀이 | $a^2 = b^2 + c^2 - 2bc\cos A = 20^2 + 8^2 - 2\times20\times8\times\cos 50° = 258$

$a = 16.1$

$\sin B = \dfrac{b}{a} sinA = \dfrac{20}{16.1}\times\sin 50° = 0.95,\ \angle B = 71.8°$

$\angle C = 180° - (\angle A + \angle B) = 180° - 121.8 = 58.2°$

삼각형에서 두 각과 한 변을 알 때, 두 변을 구하기

$$a = \frac{c\sin A}{\sin C}$$

$$b = \frac{csinB}{\sin C}$$

예제 8 다음과 같을 때 삼각형을 풀어라.

$$\angle B=55°,\ \angle C=75°,\ a=40\ cm$$

| 풀이 | sine법칙 $\dfrac{a}{\sin A} = \dfrac{b}{\sin B} = \dfrac{c}{\sin C} = 2R$ 으로부터

$c = \dfrac{a\sin C}{\sin A} = \dfrac{40\sin 75°}{\sin 50°} = \dfrac{38.6}{0.77} = 50.4$

$b = \dfrac{asinB}{\sin A} = \dfrac{40\sin 55°}{\sin 50°} = \dfrac{32.7}{0.77} = 42.8$

두 변과 그의 맞각을 알 때, 두 각과 한 변 구하기

$$\sin B = \frac{bsinA}{a}$$

예제 9 다음과 같을 때 삼각형을 풀어라.

$$a=20\ cm,\ b=30\ cm,\ \angle A=35°$$

| 풀이 | $\sin B = \frac{b\sin A}{a} = \frac{30\sin 35^\circ}{20} = 0.86$, $\angle B = 59.3^\circ$, $\angle C = 85.7^\circ$

$c = \frac{a\sin C}{\sin A} = \frac{20\sin 85.7^\circ}{\sin 35^\circ} = 34.8$

2-4-3 삼각형의 넓이

삼각형의 세변의 길이가 주어졌을 때 삼각형의 넓이를 구하여보자.

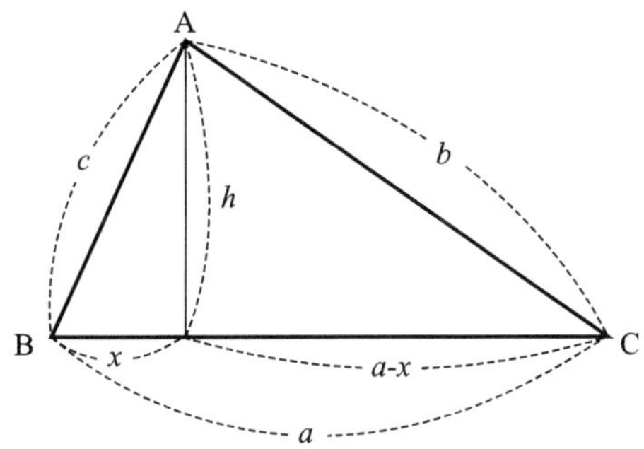

삼각형의 넓이는

$$S = \frac{1}{2} \times \overline{BC} \times \overline{AH} = \frac{1}{2} a.c\sin B$$

이다. 다른 꼭짓점에서 수선을 내려 삼각형의 넓이를 고려해도 마찬가지로

$$S = \frac{1}{2} ac\sin B = \frac{1}{2} ab\sin C = \frac{1}{2} bc\sin A$$

이다. $\sin A$를 a, b, c로 나타내면

$$\sin^2 A = 1 - \cos^2 A$$

$$\cos A = \frac{b^2 + c^2 - a^2}{2bc}$$

$$\sin^2 A = 1 - \cos^2 A = (1 + \cos A)(1 - \cos A)$$

$$= (1 + \frac{b^2 + c^2 - a^2}{2bc})(1 - \frac{b^2 + c^2 - a^2}{2bc})$$

$$= \frac{(b^2+2bc+c^2-a^2)(a^2-b^2+2bc-c^2)}{(2bc)^2}$$

$$= \frac{(a+b+c)(b+c-a)(a+b-c)(a-b+c)}{(2bc)^2}$$

$$\therefore \sin A = \frac{1}{2bc}\sqrt{(a+b+c)(-a+b+c)(a-b+c)(a+b-c)}$$

이다. a+b+c=2s라 하면

$$\sin A = \frac{2\sqrt{s(s-a)(s-b)(s-c)}}{bc}$$

$$S = \frac{bc\sin A}{2} = \sqrt{s(s-a)(s-b)(s-c)}$$

$$\therefore S = \sqrt{s(s-a)(s-b)(s-c)}$$

이 식은 헤론(Heron)의 공식이라고 한다.

예제 10 △ABC에서 a=20 cm, b=30 cm, c=40 cm일 때 넓이를 구하라.

| 풀이 |

$$s = \frac{1}{2}(a+b+c) = \frac{1}{2}(90) = 45cm$$

$$S = \sqrt{s(s-a)(s-b)(s-c)} = \sqrt{45(25)(15)(5)} = 290.5\ cm^2$$

2-4-4 가법정리

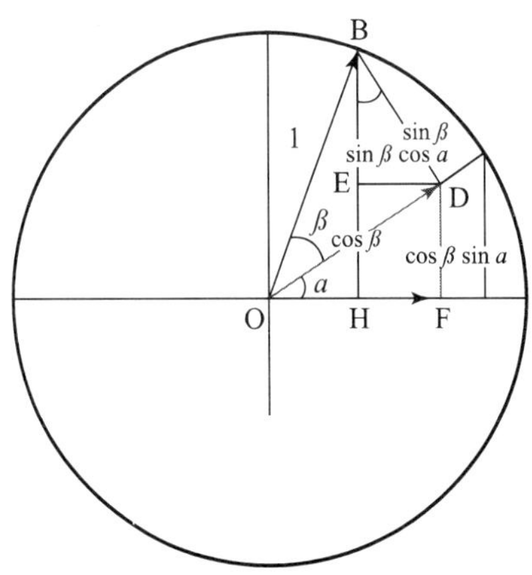

원의 반경의 1이라고 놓고 $\sin(\alpha+\beta)$를 풀면

$$\sin(\alpha+\beta)=\frac{BH}{1}=BE+EH$$

$$EH=DF=\frac{DF}{OD}\cdot\frac{OD}{1}=\sin\alpha\cos\beta$$

$$BE=\frac{BE}{BD}\cdot\frac{BD}{1}=\cos\alpha\sin\beta$$

$$\sin(\alpha+\beta)=\sin\alpha\cos\beta+\cos\alpha\sin\beta$$

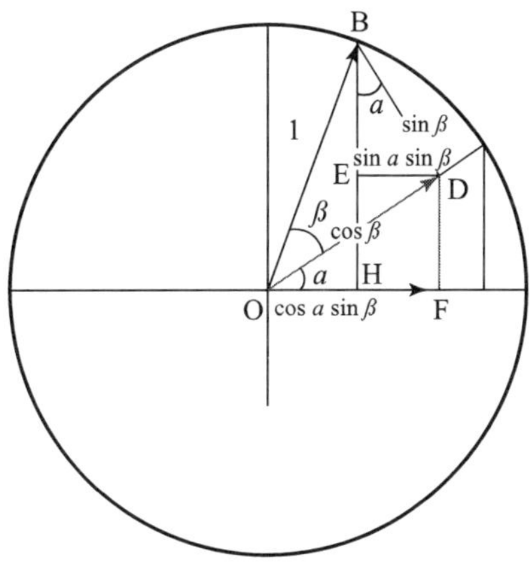

또한, $\cos(\alpha+\beta)=\dfrac{OH}{OB}=OH=OF-ED$

$$OF=\frac{OF}{OD}\cdot\frac{OD}{1}=\cos\alpha\cos\beta$$

$$ED=\frac{ED}{BD}\cdot\frac{BD}{1}=\sin\alpha\sin\beta$$

$$\cos(\alpha+\beta)=\cos\alpha\cos\beta-\sin\alpha\sin\beta$$

마지막으로, $\tan(\alpha+\beta)=\dfrac{\sin(\alpha+\beta)}{\cos(\alpha+\beta)}=\dfrac{\sin\alpha\cos\beta+\cos\alpha\sin\beta}{\cos\alpha\cos\beta-\sin\alpha\sin\beta}$

$$=\frac{\dfrac{\sin\alpha}{\cos\alpha}+\dfrac{\sin\beta}{\cos\beta}}{1-\dfrac{\sin\alpha}{\cos\alpha}\cdot\dfrac{\sin\beta}{\cos\beta}}$$

$$\tan(\alpha+\beta)=\frac{\tan\alpha+\tan\beta}{1-\tan\alpha\tan\beta}$$

삼각함수의 가법정리를 정리하면

$$\sin(\alpha \pm \beta) = \sin\alpha\cos\beta \pm \cos\alpha\sin\beta$$
$$\cos(\alpha \pm \beta) = \cos\alpha\cos\beta \mp \sin\alpha\sin\beta$$
$$\tan(\alpha \pm \beta) = \frac{\tan\alpha \pm \tan\beta}{1 \mp \tan\alpha\tan\beta}$$

예제 11 cos 15°를 구하라.

| 풀이 |

$$\cos 15^\circ = \cos(45^\circ - 30^\circ) = \cos 45^\circ \cos 30^\circ + \sin 45^\circ \sin 30^\circ$$
$$= \frac{\sqrt{2}}{2}\frac{\sqrt{3}}{2} + \frac{\sqrt{2}}{2}\frac{1}{2} = \frac{\sqrt{6}+\sqrt{2}}{4}$$

예제 12 sin 75°, tan 15°를 구하라.

| 풀이 |

$$\sin 75^\circ = \sin(30^\circ + 45^\circ) = \sin 30^\circ \cos 45^\circ + \cos 30^\circ \sin 45^\circ$$
$$= \frac{1}{2}\frac{\sqrt{2}}{2} + \frac{\sqrt{3}}{2}\frac{\sqrt{2}}{2} = \frac{\sqrt{2}+\sqrt{6}}{4}$$
$$\tan 15^\circ = \tan(45^\circ - 30^\circ) = \frac{\tan 45^\circ - \tan 30^\circ}{1 + \tan 45^\circ \tan 30^\circ}$$
$$= \frac{1 - \frac{1}{\sqrt{3}}}{1 + \frac{1}{\sqrt{3}}} = \frac{\sqrt{3}-1}{\sqrt{3}+1}$$

예제 13 다음을 삼각함수의 가법정리를 이용하여 증명하라.

$$\sin\left(\frac{\pi}{2} - \theta\right) = \cos\theta$$
$$\cos\left(\frac{\pi}{2} - \theta\right) = \sin\theta$$

| 풀이 |

$$\sin\left(\frac{\pi}{2} - \theta\right) = \sin\frac{\pi}{2}\cos\theta - \cos\frac{\pi}{2}\sin\theta = 1 \times \cos\theta - 0 \times \sin\theta = \cos\theta$$
$$\cos\left(\frac{\pi}{2} - \theta\right) = \cos\frac{\pi}{2}\cos\theta + \sin\frac{\pi}{2}\sin\theta = 0 \times \cos\theta + 1 \times \sin\theta = \sin\theta$$

2-4-5 배각공식

삼각함수의 덧셈정리 $\sin(\alpha+\beta), \cos(\alpha+\beta), \tan(\alpha+\beta)$에서 β 대신에 α를 대입하여 정리하면 아래와 같은 삼각함수의 배각공식을 얻을 수 있다.

배각공식

$$\sin 2\alpha = 2\sin\alpha . \cos\alpha$$
$$\cos 2\alpha = \cos^2\alpha - \sin^2\alpha = 1 - 2\sin^2\alpha = 2\cos^2\alpha - 1$$
$$\tan 2\alpha = \frac{2\tan\alpha}{1-\tan^2\alpha}$$

예제 14 2배각공식을 증명하라.

풀이

$$\sin 2\alpha = \sin(\alpha+\alpha) = \sin\alpha\cos\alpha + \cos\alpha\sin\alpha = 2\sin\alpha\cos\alpha$$
$$\cos 2\alpha = \cos\alpha\cos\alpha - \sin\alpha\sin\alpha = \cos^2\alpha - \sin^2\alpha = 2\cos^2\alpha - 1 = 1 - 2\sin^2\alpha$$
$$\tan 2\alpha = \frac{\sin 2\alpha}{\cos 2\alpha} = \frac{2\sin\alpha\cos\alpha}{\cos^2\alpha - \sin^2\alpha}$$ 분모, 분자를 $\cos^2\alpha$로 나누면
$$= \frac{2\tan\alpha}{1-\tan^2\alpha}$$

삼각함수의 배각공식과 덧셈공식을 이용하여 정리하면 아래와 같은 3배각공식을 얻을 수 있다.

3배각공식

$$\sin 3\alpha = 3\sin\alpha - 4\sin^3\alpha$$
$$\cos 3\alpha = 4\cos^3\alpha - 3\cos\alpha$$
$$\tan 3\alpha = \frac{3\tan\alpha - \tan^3\alpha}{1-3\tan^2\alpha}$$

예제 15 3배각공식을 증명하라.

|풀이|

$$\begin{aligned}\sin 3\alpha &= \sin(2\alpha+\alpha)=\sin 2\alpha\cos\alpha+\cos 2\alpha\sin\alpha\\ &=2\sin\alpha\cos\alpha\cos\alpha+(1-2\sin^2\alpha)\sin\alpha\\ &=2\sin\alpha\cos^2\alpha+\sin\alpha-2\sin^3\alpha\\ &=2\sin\alpha(1-\sin^2\alpha)+\sin\alpha-2\sin^3\alpha\\ &=3\sin\alpha-4\sin^3\alpha\end{aligned}$$

$$\begin{aligned}\cos 3\alpha &= \cos(2\alpha+\alpha)=\cos 2\alpha\cos\alpha-\sin 2\alpha\sin\alpha\\ &=(2\cos^2\alpha-1)\cos\alpha-2\sin\alpha\cos\alpha\sin\alpha\\ &=2\cos^3\alpha-\cos\alpha-2\cos\alpha(1-\cos^2\alpha)\\ &=4\cos^3\alpha-3\cos\alpha\end{aligned}$$

$$\begin{aligned}\tan 3\alpha &= \tan(\alpha+2\alpha)\\ &=\frac{\tan\alpha+\tan 2\alpha}{1-\tan\alpha\tan 2\alpha}\\ &=\frac{\tan\alpha+\left(\dfrac{2\tan\alpha}{1-\tan^2\alpha}\right)}{1-\tan\alpha\left(\dfrac{2\tan\alpha}{1-\tan^2\alpha}\right)}\\ &=\frac{3\tan\alpha-\tan^3\alpha}{1-3\tan^2\alpha}\end{aligned}$$

2-4-6 반각공식

삼각형의 배각공식에서 α 대신에 $\frac{\alpha}{2}$를 대입하면 삼각형의 반각공식을 얻을 수 있다.

$\cos 2\alpha = 1-2\sin^2\alpha$에서 $\sin\alpha$를 구하면

$$\sin\alpha=\pm\sqrt{\frac{1-\cos 2\alpha}{2}}$$

이다. α 대신에 $\frac{\alpha}{2}$를 대입하면

$$\sin\frac{\alpha}{2}=\pm\sqrt{\frac{1-\cos\alpha}{2}}$$

이다.

반각공식

$$\sin^2\frac{\alpha}{2} = \frac{1-\cos\alpha}{2}$$

$$\cos^2\frac{\alpha}{2} = \frac{1+\cos\alpha}{2}$$

$$\tan^2\frac{\alpha}{2} = \frac{1-\cos\alpha}{1+\cos\alpha}$$

예제 간섭 빔의 복사조도 $2I_0(1+\cos\delta)$가 $4I_0\cos^2\frac{\delta}{2}$ 됨을 증명하라.

풀이 반각공식 $\cos^2\frac{\alpha}{2} = \frac{1+\cos\alpha}{2}$ 에서 $1+\cos\alpha = 2\cos^2\frac{\alpha}{2}$ 이므로

$2I_0(1+\cos\delta) = 2I_0\,(2\cos^2\frac{\delta}{2}) = 4I_o\cos^2\delta$

2-4-7 합, 차를 곱으로 변환공식

삼각함수의 덧셈공식으로부터 곱을 합 또는 차로 고치는 공식을 얻을 수 있다.

1) 합과 차를 곱으로

$$\sin A + \sin B = 2\sin\frac{A+B}{2}\cos\frac{A-B}{2}$$

$$\sin A - \sin B = 2\cos\frac{A+B}{2}sin\frac{A-B}{2}$$

$$\cos A + \cos B = 2\cos\frac{A+B}{2}\cos\frac{A-B}{2}$$

$$\cos A - \cos B = -2\sin\frac{A+B}{2}\sin\frac{A-B}{2}$$

2) 곱을 합과 차로

$$\sin\alpha\cos\beta = \frac{1}{2}(\sin(\alpha+\beta)+\sin(\alpha-\beta))$$

$$\cos\alpha\sin\beta = \frac{1}{2}(\sin(\alpha+\beta)-\sin(\alpha-\beta))$$

$$\cos\alpha\cos\beta = \frac{1}{2}(\cos(\alpha+\beta)+\cos(\alpha-\beta))$$

$$\sin\alpha\sin\beta = -\frac{1}{2}(\cos(\alpha+\beta)-\cos(\alpha-\beta))$$

예제 17 위 공식 중 다음을 증명하라.

$$\sin A+\sin B = 2\sin\frac{A+B}{2}\cos\frac{A-B}{2}$$

| 풀이 | sin 덧셈공식에서

$\sin(\alpha+\beta) = \sin\alpha\cos\beta+\cos\alpha\sin\beta$

$\sin(\alpha-\beta) = \sin\alpha\cos\beta-\cos\alpha\sin\beta$

두 식을 더하면

$\sin(\alpha+\beta)+\sin(\alpha-\beta) = 2\sin\alpha\cos\beta$

여기에서

$\alpha+\beta = A,\ \alpha-\beta = B$라 놓으면 $\alpha = \dfrac{A+B}{2},\ \beta = \dfrac{A-B}{2}$이다.

그러므로 $\sin A+\sin B = 2\sin\dfrac{A+B}{2}\cos\dfrac{A-B}{2}$ 이 된다.

예제 18 다음 식의 값을 구하라.

$$\sin 45^\circ\ \cos 15^\circ$$

| 풀이 |

$$\sin 45^\circ\cos 15^\circ = \frac{1}{2}(\sin 60^\circ+\sin 30^\circ)$$
$$= \frac{1}{2}\left(\frac{\sqrt{3}}{2}+\frac{1}{2}\right) = \frac{1}{2}\left(\frac{\sqrt{3}+1}{2}\right)$$
$$= \frac{\sqrt{3}+1}{4}$$

예제 19 다음 식의 값을 구하라.

$$\sin 45° + \sin 15°$$

| 풀이 | $\sin 45° + \sin 15° = 2\sin 30° \cos 15° = \cos 15° = 0.97$

예제 20 정상파에서 전진파와 후진파를 다음과 같이 표시하였다.

$$\begin{cases} E_1 = E_0 \sin(kx - wt) \\ E_2 = E_0 \sin(kx + wt) \end{cases}$$

두 개의 파를 합성하면 $E_R(x,t) = (2E_0 \sin kx)\cos wt$가 됨을 증명하라.

| 풀이 | $E_R(x,t) = E_1 + E_2 = E_0 \sin(kx - wt) + E_0 \sin(kx + \omega t)$

$(kx - wt) = \alpha,\ (kx + \omega t) = \beta$라 놓으면

$$E_R(x,t) = E_0(\sin\alpha + \sin\beta)$$

$$= E_0 2\sin\frac{1}{2}(\alpha+\beta)\cos\frac{1}{2}(\alpha-\beta) = 2E_0 \sin kx cos(-\omega t)$$

$$= (2E_0 \sin kx)\cos\omega t$$

예제 21 맥놀이 현상에서 두 파

$$\begin{cases} y_1 = A_0 \cos\omega_1 t \\ y_2 = A_0 \cos\omega_2 t \end{cases}$$

를 합성하면 $y = \left[2A_0 \cos 2\pi(\frac{\nu_1 - \nu_2}{2})t\right] \cos 2\pi(\frac{\nu_1 + \nu_2}{2})t$가 됨을 증명하라(단, $\omega = 2\pi v$).

| 풀이 | $y = y_1 + y_2 = A_0 \cos w_1 t + A_0 \cos\omega_2 t$

$\omega = 2\pi\nu$이므로

$$y = y_1 + y_2 = A_0 \cos 2\pi\nu_1 t + A_0 \cos 2\pi\nu_2 t$$

$$= A_0 2\cos 2\pi(\frac{\nu_1 - \nu_2}{2})t \cos 2\pi(\frac{\nu_1 + \nu_2}{2})t$$

$$= \left[2A_0 \cos 2\pi(\frac{\nu_1 - \nu_2}{2})t\right] \cos 2\pi(\frac{\nu_1 + \nu_2}{2})t$$

2-5 삼각방정식과 삼각부등식

2-5-1 삼각방정식

삼각함수의 각의 크기가 미지수인 방정식을 삼각방정식이라고 하며, 삼각방정식의 해는 단위원이나 삼각함수의 그래프를 이용하여 구한다.

예제 1 $\cos\theta = 0.5$ 에서 θ를 구하라.(단, $0 \leq x \leq 2\pi$)

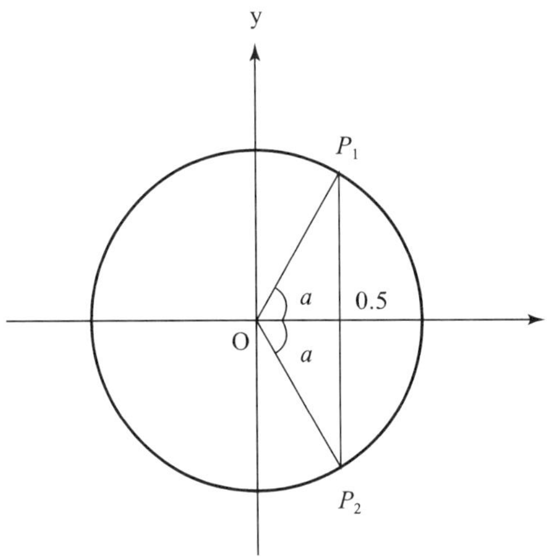

그림 같이 단위원에서는 $\cos\alpha = \frac{x}{r} = x = \frac{1}{2}$ 이므로 $x = \frac{1}{2}$과 단위원이 만나는 점들의 크기가 삼각방정식의 해이다.

$\cos\alpha = \frac{1}{2} \Rightarrow \alpha = 60^\circ, 300^\circ$ 이다.

예제 2 $2\cos^2 x + \sin x - 1 = 0$ 을 풀어라.(단, $0 \leq x \leq 2\pi$)

| 풀이 | $2(1-\sin^2 x) + \sin x - 1 = 2 - 2\sin^2 x + \sin x - 1$

$= -2\sin^2 x + \sin x + 1 = (-2\sin x - 1)(\sin x - 1) = 0$

$\therefore \sin x = 1, \quad \sin x = -\frac{1}{2}$

$x = 90^\circ, 210^\circ, 330^\circ$

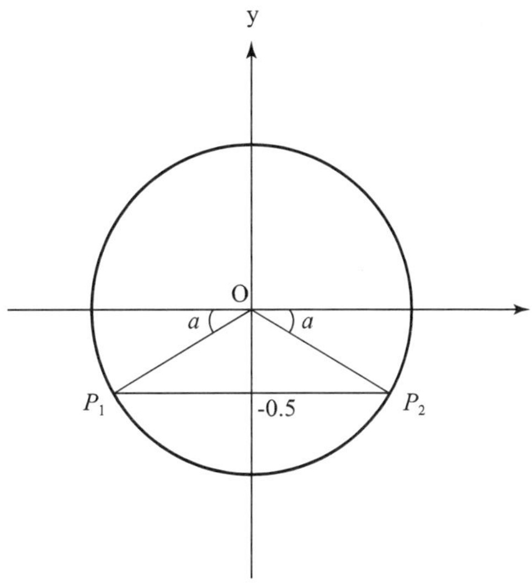

예제 3 $2\cos^2 x - \sin x = 1$ 에서 x를 구하라.(단, $0 \le x \le 2\pi$)

풀이

$$2\cos^2 x - \sin x - 1 = 2(1-\sin^2 x) - \sin x - 1 = 0$$

$$-2\sin^2 x - \sin x + 1 = (-2\sin x + 1)(\sin x + 1) = 0$$

$$\sin x = \frac{1}{2} \text{ or } -1$$

$$x = 30°, 150°, 270°$$

예제 4 $\tan x + 4\cot x = 4$에서 x를 구하라.(단, $0 \le x \le 2\pi$)

풀이 $\tan x = X$로 놓으면

$X + \dfrac{4}{X} = 4$ 양변에 X를 곱하면

$$X^2 + 4 = 4X \rightarrow X^2 - 4X + 4 = (X-2)^2 = 0$$

$$X = 2 \rightarrow \tan x = 2 \rightarrow x = \tan^{-1} 2 = 63.4° \text{ or } 243.4°$$

2-5-2 삼각부등식

삼각함수의 각의 크기가 미지수인 부등식을 삼각부등식이라고 하며, 삼각부등식의 해는 단위원이나 삼각함수의 그래프를 이용하여 구한다.

예제 5 $2\sin\theta > 1$에서 θ의 범위를 구하라.(단, $0° \le \theta \le 360°$)

풀이 $\sin\theta > \frac{1}{2}$

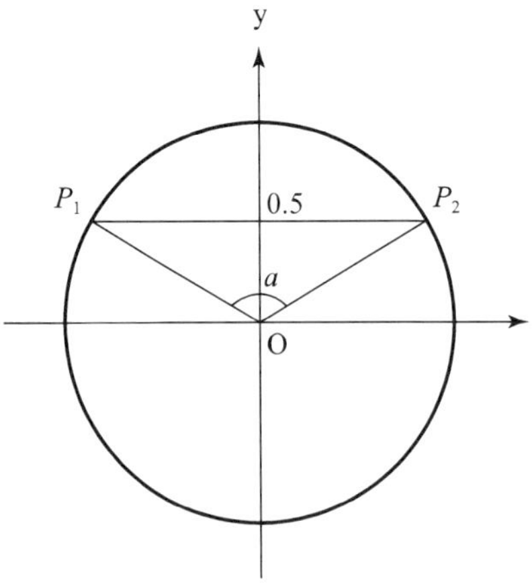

$\frac{\pi}{6} < \theta < \frac{5\pi}{6}$

예제 6 $2\sin^2\theta - \cos\theta - 1 \ge 0$에서 θ 범위를 구하라.(단,$0 < \theta < 2\pi$)

풀이 $2\sin^2\theta - \cos\theta - 1 = 2(1-\cos^2\theta) - \cos\theta - 1 = -2\cos^2\theta - \cos\theta + 1$

$= (-2\cos\theta + 1)(\cos\theta + 1) \ge 0$

$(\cos\theta + 1) \ge 0$이므로 $-2\cos\theta + 1 \ge 0$이어야 한다.

$\cos\theta \le \frac{1}{2}$

$\therefore \frac{\pi}{3} \le \theta \le \frac{5\pi}{3}$

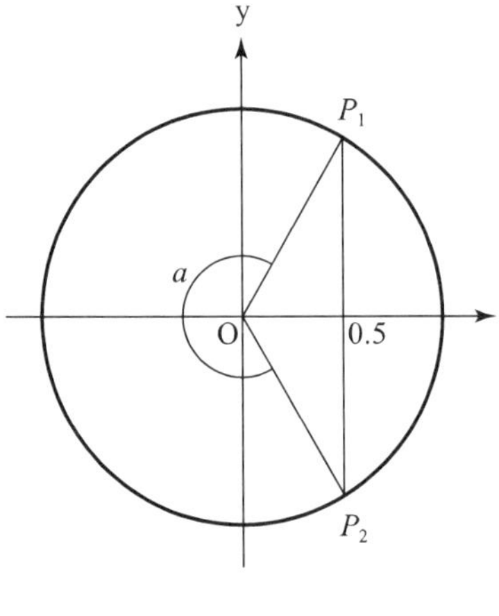

예제 7 $2\sin\theta + 1 < 0$의 부등식을 풀어라. (단, $0 \le \theta \le 2\pi$)

풀이 $\sin\theta < -\frac{1}{2}$

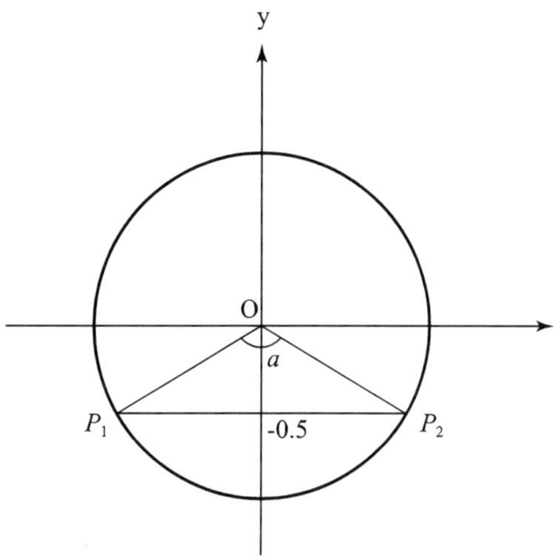

$\frac{7\pi}{6} < \theta < \frac{11\pi}{6}$

예제 8 θ의 범위를 구하라.

$$2\sin^2\theta + \sin\theta - 1 > 0 \qquad (\text{단, } 0 < \theta < \pi)$$

풀이 $2\sin^2\theta + \sin\theta - 1 = (2\sin\theta - 1)(\sin\theta + 1) > 0$

$\sin\theta + 1 > 0$이므로 $2\sin\theta - 1 > 0$이어야 한다.

$\sin\theta > \frac{1}{2}$

$\therefore \frac{\pi}{6} < \theta < \frac{5\pi}{6}$

2-6 삼각함수의 합성

2-6-1 삼각함수의 합성

$asin\theta + bcos\theta$의 꼴을 $rsin(\theta+\alpha)$ 또는 $rcos(\theta+\beta)$로 바꾸는 것을 삼각함수의 합성이라고 한다.

$asin\theta + bcos\theta$의 꼴을 $rsin(\theta+\alpha)$로 바꿔보자. 먼저 삼각함수의 덧셈공식을 이용하면 $\sin(\theta+\frac{\pi}{4})$는 다음과 같다.

$$\sin(\theta+\frac{\pi}{4}) = \sin\theta\cos\frac{\pi}{4} + \cos\theta\sin\frac{\pi}{4}$$

$$\sqrt{2}\sin(\theta+\frac{\pi}{4}) = \sqrt{2}(\sin\theta\cos\frac{\pi}{4} + \cos\theta\sin\frac{\pi}{4})$$

$$= \sqrt{2}(\frac{1}{\sqrt{2}}sin\theta + \frac{1}{\sqrt{2}}\cos\theta)$$

$$= \sin\theta + \cos\theta$$

이를 역으로 나타내면

$$\sin\theta + \cos\theta = \sqrt{2}\,sin(\theta+\frac{\pi}{4})$$

이다. 이번에는 $\sin\theta$, $\cos\theta$ 앞에 있는 상수 1 대신에 a, b로 놓고 삼각함수를 합성하는 데 있어서 쉽게 그림을 그리면 아래와 같다.

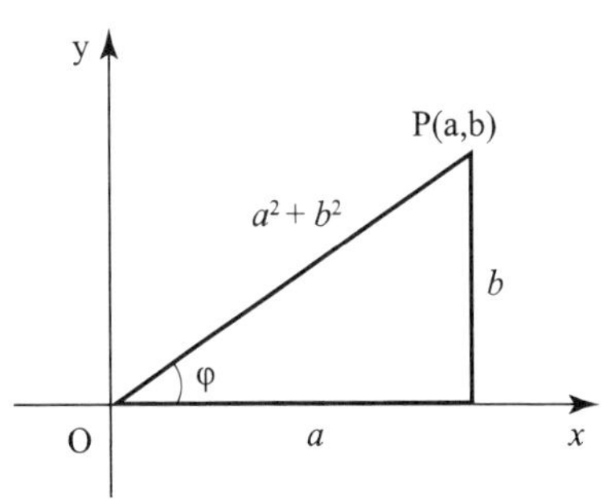

$\sin\theta$의 계수는 x좌표, $\cos\theta$의 계수는 y좌표로 동경 $\overline{OP}$와 동경이 x축과 이루는 각을 φ로 하면

$$\overline{OP} = \sqrt{x^2 + y^2}$$

이고,

$$\frac{a}{\sqrt{a^2+b^2}} = \frac{a}{op} = \cos\varphi$$

$$\frac{b}{\sqrt{a^2+b^2}} = \frac{b}{op} = \sin\varphi$$

$$asin\theta + bsin\theta = \sqrt{a^2+b^2}\left(\frac{a}{\sqrt{a^2+b^2}}sin\theta + \frac{b}{\sqrt{a^2+b^2}}cos\theta\right)$$

$$= \sqrt{a^2+b^2}(\cos\varphi\sin\theta + \sin\varphi\cos\theta)$$

$$= \sqrt{a^2+b^2}\sin(\theta+\varphi)$$

$$\boxed{\therefore asin\theta + bcos\theta = \sqrt{a^2+b^2}\,sin(\theta+\varphi)}$$

$asin\theta + bcos\theta$의 꼴을 $rcos(\theta+\beta)$로 바꿔보자.

$\cos\theta$의 계수는 x좌표, $\sin\theta$의 계수는 y좌표로 동경$\overline{OP}$와 동경이 x축과 이루는 각을 β로 하면

$$\overline{OP} = \sqrt{x^2 + y^2}$$

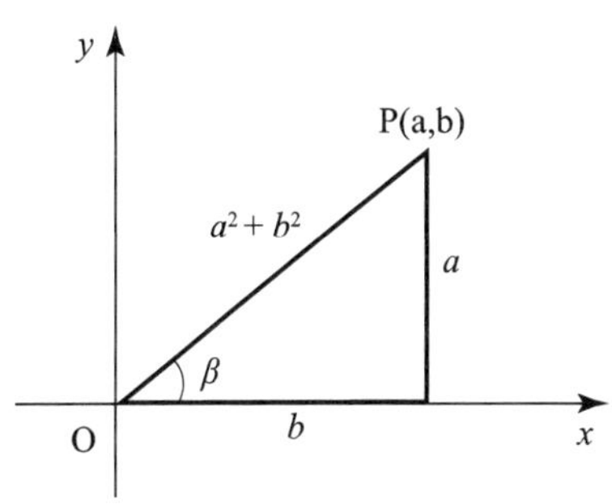

이고,

$$\frac{a}{\sqrt{a^2+b^2}} = \frac{a}{op} = \sin\beta$$

$$\frac{b}{\sqrt{a^2+b^2}} = \frac{b}{op} = \cos\beta$$

$$asin\theta + bsin\theta = \sqrt{a^2+b^2}\left(\frac{a}{\sqrt{a^2+b^2}}sin\theta + \frac{b}{\sqrt{a^2+b^2}}cos\theta\right)$$

$$= \sqrt{a^2+b^2}(\sin\beta\sin\theta + \cos\beta\cos\theta)$$

$$= \sqrt{a^2+b^2}\cos(\theta - \beta)$$

$$\boxed{\therefore asin\theta + bcos\theta = \sqrt{a^2+b^2}\,cos(\theta-\beta)}$$

예제 1 다음 함수를 $rsin(\theta+\varphi)$의 꼴로 나타내어라.

(1) $\sin\theta + \sqrt{3}\,cos\theta$ (2) $2\sin\theta + 2\cos\theta$

| 풀이 | (1) $\sin\theta + \sqrt{3}\,cos\theta$ 에서 $r = \sqrt{x^2+y^2} = \sqrt{1^2+(\sqrt{3})^2} = \sqrt{4} = 2$

$$\frac{a}{\sqrt{a^2+b^2}} = \frac{a}{op} = \frac{1}{2} = \cos\varphi$$

$$\varphi = \frac{\pi}{3}$$

$$\therefore 2\sin(\theta + \frac{\pi}{3})$$

(2) $2\sin\theta + 2\cos\theta$ 에서 $r = \sqrt{x^2+y^2} = \sqrt{2^2+2^2} = \sqrt{8} = 2\sqrt{2}$

$$\frac{a}{\sqrt{a^2+b^2}} = \frac{a}{op} = \frac{2}{2\sqrt{2}} = \cos\varphi$$

$$\varphi = \frac{\pi}{4}$$

$$\therefore 2\sqrt{2}\,sin(\theta + \frac{\pi}{4})$$

예제 2 $\sqrt{3}\,sin\theta + \cos\theta$를 $rcos(\theta+\beta)$의 꼴로 나타내어라.

| 풀이 | $\sqrt{3}\,sin\theta + \cos\theta$에서 $r = \sqrt{x^2+y^2} = \sqrt{(\sqrt{3})^2+1^2} = \sqrt{4} = 2$

$$\frac{a}{\sqrt{a^2+b^2}} = \frac{a}{op} = \frac{\sqrt{3}}{2} = \sin\beta$$

$$\beta = \frac{\pi}{3}$$

$$\therefore 2\cos(\theta - \frac{\pi}{3})$$

예제 3 $-\sqrt{3}\sin\theta+\cos\theta$를 $rsin(\theta+\varphi)$의 꼴로 나타내어라.

풀이 $-\sqrt{3}\sin\theta+\cos\theta$에서 $r=\sqrt{x^2+y^2}=\sqrt{(-\sqrt{3})^2+(1)^2}=\sqrt{4}=2$

$$\frac{a}{\sqrt{a^2+b^2}}=\frac{a}{op}=\frac{-\sqrt{3}}{2}=\cos\varphi$$

$$\varphi=\frac{5}{6}\pi$$

$$\therefore 2\sin(\theta-\frac{5}{6}\pi)$$

2-6-2 단진동

아래 그림에서 점 P의 정사영이 주기적 왕복운동을 할 때, 이와 같은 운동을 단진동이라고 한다.

$$y=r\sin(\omega t+\alpha)$$
$$x=rcos(\omega t+\alpha)$$

그런데

$$\sin(\omega t+\alpha)=\sin(\omega t+\alpha+2\pi)$$
$$=\sin(\omega(t+\frac{2\pi}{\omega})+\alpha)$$
$$\cos(\omega t+\alpha)=\cos(\omega t+\alpha+2\pi)$$
$$=\cos(\omega(t+\frac{2\pi}{\omega})+\alpha)$$

이므로 x, y는 모두 $\frac{2\pi}{\omega}$를 주기로 하는 주기함수이다.

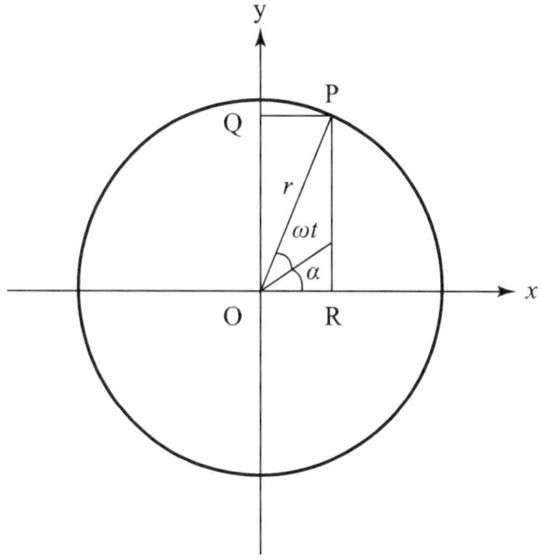

각속도 ω가 동등한 2개의 단진동을 합성하자.

$$x = x_1 + x_2 = r_1 \cos(\omega t + \alpha_1) + r_2 \cos(\omega t + \alpha_2)$$
$$= (r_1 \cos\alpha_1 + r_2 \cos\alpha_2)\cos\omega t - (r_1 \sin\alpha_1 + r_2 \sin\alpha_2)\sin\omega t$$

여기서

$$r_1 \cos\alpha_1 + r_2 \cos\alpha_2 = rcos\alpha$$
$$r_1 \sin\alpha_1 + r_2 \sin\alpha_2 = rsin\alpha$$

라 놓으면 가법정리에서

$$x = rcos\alpha \cos\omega t - r\sin\alpha \sin\omega t = r\cos(\omega t + \alpha)$$

단,

$$r = \sqrt{r_1^2 + r_2^2 + 2r_1 r_1 \cos(\alpha_1 - \alpha_2)}$$
$$\tan\alpha = \frac{r_1 \sin\alpha_1 + r_2 \sin\alpha_2}{r_1 \cos\alpha_1 + r_2 \cos\alpha_2}$$

진동수가 같은 단진동은 합성해도 동일한 진동수를 지닌 단진동이다. 여기서 r은 진폭, α는 초기위상이다.

예제 4 다음 식의 진폭, 주기, 초기위상, 진동수를 구하라.(단, 주기와 진동수는 반비례이다.)

$$y = 2\sin\left(\frac{\pi}{2}t + \frac{\pi}{4}\right), \qquad y = 6\cos\left(\frac{\pi}{3}t - \frac{\pi}{3}\right)$$

풀이

$y = 2\sin\left(\frac{\pi}{2}t + \frac{\pi}{4}\right)$에서 진폭 2, 주기 $\frac{2\pi}{\frac{\pi}{2}} = 4$, 초기위상 $\frac{\pi}{4}$, 진동수 $\frac{1}{4}$

$y = 6\cos\left(\frac{\pi}{3}t - \frac{\pi}{3}\right)$ 에서 진폭 6, 주기 $\frac{2\pi}{\frac{\pi}{3}} = 6$, 초기위상 $-\frac{\pi}{3}$, 진동수 $\frac{1}{6}$

예제 5 단진동 $y = \sqrt{3}\, sin\frac{\pi}{4}t + \cos\frac{\pi}{4}t$ 의 진폭, 주기, 진동수를 구하라.

풀이

$$\begin{aligned} y &= \sqrt{3}\, sin\frac{\pi}{4}t + \cos\frac{\pi}{4}t \\ &= 2\left(\frac{\sqrt{3}}{2} sin\frac{\pi}{4}t + \frac{1}{2} cos\frac{\pi}{4}t\right) \\ &= 2\left(\cos\frac{\pi}{6} sin\frac{\pi}{4}t + \sin\frac{\pi}{6}\cos\frac{\pi}{4}t\right) \\ &= 2\sin\left(\frac{\pi}{4}t + \frac{\pi}{6}\right) \end{aligned}$$

$\therefore$ 진폭 2, 주기 $\frac{2\pi}{\frac{\pi}{4}} = 8$, 진동수 $\frac{1}{8}$

예제 6 2개의 단진동 $y = 3\sin\frac{\pi}{4}t$, $4\sin\left(\frac{\pi}{4}t + \frac{\pi}{2}\right)$의 합성운동은 또 단진동인 것을 밝히고, 그 진폭과 주기를 구하라.

풀이

$$\begin{aligned} y &= 3\sin\frac{\pi}{4}t + 4\sin\left(\frac{\pi}{4}t + \frac{\pi}{2}\right) \\ &= 3\sin\frac{\pi}{4}t + 4\cos\frac{\pi}{4}t \end{aligned}$$

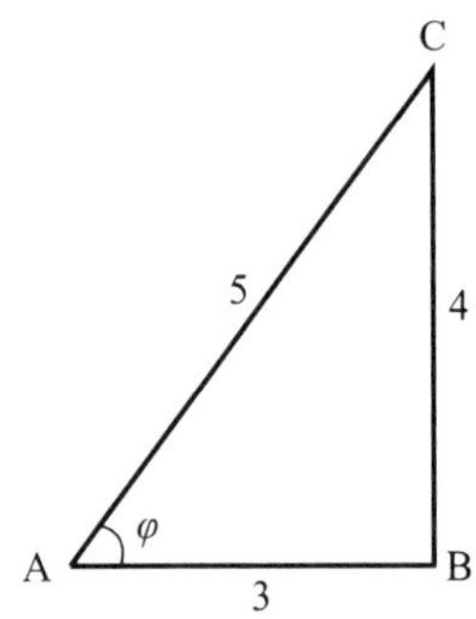

$\sin\varphi = \frac{4}{5}$, $\cos\varphi = \frac{3}{5}$

이므로

$y = 5(\frac{3}{5}\sin\frac{\pi}{4}t + \frac{4}{5}cos\frac{\pi}{4}t)$

$= 5(\sin\frac{\pi}{4}t\cos\varphi + \cos\frac{\pi}{4}t\sin\varphi)$

$= 5\sin(\frac{\pi}{4}t + \varphi)$

∴ 진폭 5, 주기 $\frac{2\pi}{\frac{\pi}{4}} = 8$

2-6-3 삼각함수의 합성에 대한 벡터 모델

진동수가 같고 진폭과 위상이 다른 두 개의 조화파를 합성해보자.

$$\overrightarrow{r_1} = r_1\cos(\omega t + \alpha_1)$$

$$\overrightarrow{r_2} = r_2\cos(\omega t + \alpha_2)$$

두 파를 합성하는 데 있어서 아래 그림처럼 파의 진폭을 벡터의 크기로, 파의 위상각을 벡터의 방향으로 놓고 합성하면 편리하다. (벡터의 합성 참고)

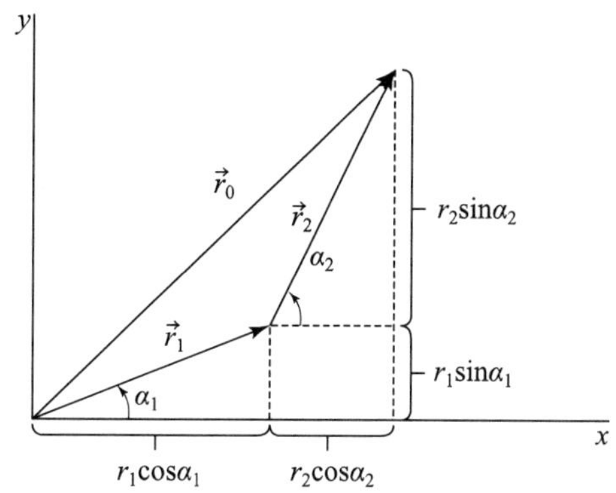

합성파는

$$\begin{aligned}\vec{r} = \vec{r_1} + \vec{r_2} &= r_1\cos(\omega t+\alpha_1) + r_2\cos(\omega t+\alpha_2)\\ &= r_1(\cos\omega t\cos\alpha_1 - \sin\omega t\sin\alpha_1) + r_2(\cos\omega t\cos\alpha_2 - \sin\omega t\sin\alpha_2)\\ &= (r_1\cos\alpha_1 + r_2\cos\alpha_2)\cos\omega t - (r_1\sin\alpha_1 + r_2\sin\alpha_2)\sin\omega t\end{aligned}$$

이다. 여기서

$$(r_1\cos\alpha_1 + r_2\cos\alpha_2) = r\cos\alpha$$

$$(r_1\sin\alpha_1 + r_2\sin\alpha_2) = r\sin\alpha$$

로 놓자. 합성파는

$$\begin{aligned}\vec{r} &= (r\cos\alpha)\cos\omega t - (r\sin\alpha)\sin\omega t\\ &= r\cos(\omega t+\alpha)\end{aligned}$$

합성파의 크기

합성파의 크기를 구하기 위해 다음 두 식을 제곱한 후 더해보자.

$$(r_1\cos\alpha_1 + r_2\cos\alpha_2) = r\cos\alpha$$

$$(r_1\sin\alpha_1 + r_2\sin\alpha_2) = r\sin\alpha$$

왼쪽 항

$$r_1^2\cos^2\alpha_1 + 2r_1r_2\cos\alpha_1\cos\alpha_2 + r_2^2\cos^2\alpha_2 + r_1^2\sin^2\alpha_1 + 2r_1r_2\sin\alpha_1\sin\alpha_2 + r_2^2\sin^2\alpha_2$$

$$= r_1^2\cos^2\alpha_1 + r_1^2\sin^2\alpha_1 + r_2^2\cos^2\alpha_2 + r_2^2\sin^2\alpha_2 + 2r_1r_2(\cos\alpha_1\cos\alpha_2 + \sin\alpha_1\sin\alpha_2)$$

$$= r_1^2 + r_2^2 + 2r_1r_2\cos(\alpha_1 - \alpha_2)$$

오른쪽 항

$$r^2\cos^2\alpha + r^2\sin^2\alpha = r^2$$

그러므로

$$r^2 = r_1^2 + r_2^2 + 2r_1r_2\cos(\alpha_1 - \alpha_2)$$

$$\boxed{r = \sqrt{r_1^2 + r_2^2 + 2r_1r_2\cos(\alpha_1 - \alpha_2)}}$$

합성파의 위상

합성파의 위상을 구하기 위해 두 번째 식을 첫 번째 식으로 나누자.

$$(r_1\cos\alpha_1 + r_2\cos\alpha_2) = r\cos\alpha$$

$$(r_1\sin\alpha_1 + r_2\sin\alpha_2) = r\sin\alpha$$

$$\boxed{\tan\alpha = \frac{r_1\sin\alpha_1 + r_2\sin\alpha_2}{r_1\cos\alpha_1 + r_2\cos\alpha_2}}$$

이 결과는 삼각함수의 합성을 가법정리를 이용하여 유도한 결과와 같음을 알 수 있다.

예제 7 다음과 같은 두 조화파를 합성하여, 합성파의 크기와 위상을 구하라.

$$A = 2\sin\omega t \text{ and } B = 7\sin(\omega t + \frac{\pi}{4})$$

| 풀이 | 합성파의 크기 C는

x 성분은 $2 + 7\cos45^\circ = 2 + 7\frac{\sqrt{2}}{2} = 6.95$

y 성분은 $0 + 7\sin45^\circ = 0 + 7\frac{\sqrt{2}}{2} = 4.95$

$C = \sqrt{C_x + C_y} = \sqrt{6.95^2 + 4.95^2} = 8.53$

합성파의 위상 φ는

$\tan\varphi = \frac{0 + 7\sin45^\circ}{2 + 7\cos45^\circ} = \frac{4.95}{6.95} = 0.71$

$\varphi = \tan^{-1} 0.71 = 35.37$

2-7 역삼각함수

sin함수를 구간 $[-\frac{\pi}{2}, \frac{\pi}{2}]$로 제한하면,

$$y = \sin x, (-\frac{\pi}{2} \leq x \leq \frac{\pi}{2})$$

이다. 이 때 역함수는 $\sin^{-1}$ 또는 arcsin으로 나타낸다. 마찬가지로 cosine함수, tan함수, cosec함수, sec함수, cot함수의 구간을 다음과 같이 제한하고, 그 역함수를 쓸 수 있다.

$$y = \sin^{-1} x \Leftrightarrow x = \sin y \quad (-\frac{\pi}{2} \leq y \leq \frac{\pi}{2}, -1 \leq x \leq 1)$$

$$y = \cos^{-1} x \Leftrightarrow x = \cos y \quad (0 \leq y \leq \pi, -1 \leq x \leq 1)$$

$$y = \tan^{-1} x \Leftrightarrow x = \tan y \quad (-\frac{\pi}{2} < y < \frac{\pi}{2}, -\infty \leq x \leq \infty)$$

$$y = \mathrm{cosec}^{-1} x \Leftrightarrow x = \mathrm{cosec}\, y \quad (-\frac{\pi}{2} \leq y \leq \frac{\pi}{2}, y \neq 0, |x| \geq 1)$$

$$y = \sec^{-1} x \Leftrightarrow x = \sec y \quad (0 \leq y \leq \pi, y \neq \frac{\pi}{2}, |x| \geq 1)$$

$$y = \cot^{-1} x \Leftrightarrow x = \cot y \quad (0 < y < \pi, -\infty < x < \infty)$$

예제 1 다음을 구하라.(단, $0 \leq \theta \leq 2\pi$)

(1) $\sin^{-1} 1$ (2) $\sin^{-1}(-\frac{1}{\sqrt{2}})$ (3) $\cos^{-1}(\frac{1}{\sqrt{2}})$

(4) $\cos^{-1} 0$ (5) $\tan^{-1} 1$ (6) $\tan^{-1} 0$

| 풀이 | (1) $\sin^{-1} 1 = \frac{\pi}{2}$

(2) $\sin^{-1}(-\frac{1}{\sqrt{2}}) = \frac{5\pi}{4}$ or $\frac{7\pi}{4}$

(3) $\cos^{-1}(\frac{1}{\sqrt{2}}) = \frac{\pi}{4}$ or $\frac{7}{4}\pi$

(4) $\cos^{-1}0 = \frac{\pi}{2}$ or $\frac{3\pi}{2}$

(5) $\tan^{-1}1 = \frac{\pi}{4}$ or $\frac{5\pi}{4}$

(6) $\tan^{-1}0 = 0$ or π

예제 2 빛이 공기에서 크라운유리(n=1.523) 안으로 30° 각으로 입사한다. 이때, 스넬법칙($n_i\sin\theta_i = n_r\sin\theta_r$)을 사용하여 굴절각을 구하라.

풀이 $n_i\sin\theta_i = n_r\sin\theta_r$에서 $1\sin30° = 1.523\sin\theta_r$

$$\theta_r = \sin^{-1}(\frac{1}{1.523} \times \frac{1}{2}) = 19°$$

예제 3 굴절률이 1.523인 크라운 유리의 Brewster 각을 구하라.(단, $\tan\theta_B = \frac{n}{1}$을 사용하라.)

풀이 $\theta_B = \tan^{-1}(\frac{n}{1}) = \tan^{-1}(1.523) = 56.71°$

2-8 삼각함수의 극한

실수 a에 대해서

$$\lim_{x \to a}\sin x = \sin a,\ \lim_{x \to a}\cos x = \cos a$$

가 성립함을 알 수 있다. 따라서 $\sin x$, $\cos x$는 $x = a$에서 연속이다.

$$\lim_{x \to a}\tan x = \tan a\,(단,\ a \neq n\pi + \frac{\pi}{2})$$

가 성립함을 알 수 있다. 따라서 tnax는 $n\pi + \frac{\pi}{2}$(n은 정수)를 제외한 모든 실수에서 연속이다.

예제 1 (1) $\lim_{x\to\frac{\pi}{2}}\sin x$ (2) $\lim_{x\to\frac{\pi}{4}}\cos x$

| 풀이 | (1) $\lim_{x\to\frac{\pi}{2}}\sin x=\sin\frac{\pi}{2}$

(2) $\lim_{x\to\frac{\pi}{4}}\cos x=\cos\frac{\pi}{4}$

예제 2 극한값 $\lim_{x\to\frac{\pi}{2}}\frac{\sin 2x}{\cos x}$를 구하라.

| 풀이 | $\lim_{x\to\frac{\pi}{2}}\frac{\sin 2x}{\cos x}=\lim_{x\to\frac{\pi}{2}}\frac{2\sin x\cos x}{\cos x}=\lim_{x\to\frac{\pi}{2}}2\sin x=2\sin\frac{\pi}{2}=2$

예제 3 극한값 $\lim_{x\to 0}\frac{\sin^2 x}{1+\cos x}$를 구하라.

| 풀이 | $\lim_{x\to 0}\frac{\sin^2 x}{1+\cos x}=\lim_{x\to 0}\frac{1-\cos^2 x}{1+\cos x}=\lim_{x\to 0}\frac{(1+\cos x)(1-\cos x)}{1+\cos x}=\lim_{x\to 0}(1-\cos x)=0$

삼각함수 $\lim_{x\to 0}\frac{\sin x}{x}$의 극한

증명 함수의 극한에 대한 성질을 이용하여 $\lim_{x\to 0}\frac{\sin x}{x}$을 구해 보자.

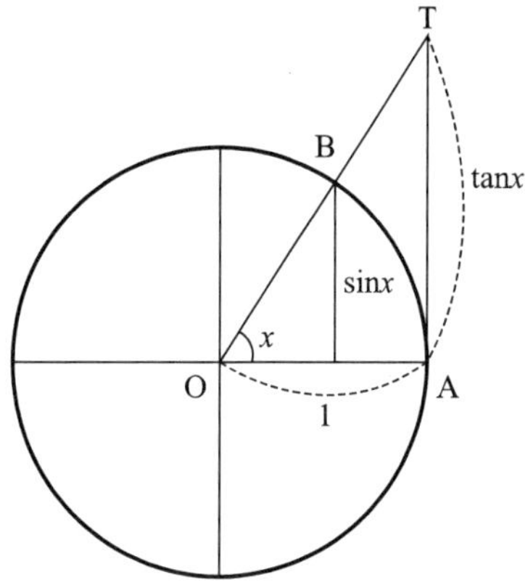

(1) $0 < x < \frac{\pi}{2}$일 때,

위 그림과 같이 반지름이 1이고 중심이 O인 단위원이 있다. 단위원 위에 임의의 점 A, B를 잡고, A점에서의 접선과 OB연장선이 만나는 점을 T라 놓으면 $\overline{AT} = \tan x$이고, $\triangle OAB$와 부채꼴 OAB와 $\triangle OAT$ 사이에 다음과 같은 부등식이 성립한다.

$$\triangle OAB \text{넓이} < \text{부채꼴 } OAB\text{의 넓이} < \triangle OAT\text{의 넓이}$$

여기에서 $\triangle OAB$ 넓이는 $\frac{1}{2}$밑변×높이이므로 $\frac{1}{2} \times 1 \times \sin x = \frac{1}{2} sinx$이며, 부채꼴 OAB의 넓이 $\frac{1}{2} r^2 \theta = \frac{1}{2} \times 1^2 \times x = \frac{1}{2} x$이고, $\triangle OAT$의 넓이는 $\frac{1}{2} \overline{AT} = \frac{1}{2} tanx$이다.

그러므로

$$\frac{1}{2} sinx < \frac{1}{2} x < \frac{1}{2} tanx$$

관계식이 성립한다. 각 변에 2를 곱하고 $\sin x$로 나누면

$$1 < \frac{x}{\sin x} < \frac{\tan x}{\sin x} \left(= \frac{1}{\cos x}\right)$$

이 되고, 역수를 취해주면

$$1 > \frac{\sin x}{x} > \cos x$$

이 된다. $\lim_{x \to +0} \cos x = 1$이므로

$$\therefore \lim_{x \to +0} \frac{\sin x}{x} = 1$$

(2) $-\frac{\pi}{2} < x < 0$일 때,

$x = -t$로 놓으면, $x \to 0-$일 때 $t \to 0+$이다.

$$\lim_{x \to 0-} \frac{\sin x}{x} = \lim_{t \to 0+} \frac{\sin(-t)}{(-t)} = \lim_{t \to 0+} \frac{-\sin t}{-t} = \lim_{t \to 0+} \frac{\sin t}{t} = 1$$

따라서

$$\therefore \lim_{x \to +0} \frac{\sin x}{x} = 1$$

삼각함수 $\lim_{x \to 0} \frac{\tan x}{x}$ 의 극한

증명 $\lim_{x \to 0} \frac{\sin x}{x} = 1$ 를 증명하는 식에서 $\sin x < x < \tan x$ 을 사용한다.

$0 < x < \frac{\pi}{2}$ 일 때, $\tan x > 0$ 이므로 각 변을 $\tan x$ 로 나눈다.

$$\cos x < \frac{x}{\tan x} < 1$$

각 변은 모두 양이므로 그 역수를 취한다.

$$1 < \frac{\tan x}{x} < \frac{1}{\cos x}$$

여기서, $\lim_{x \to 0+} 1 = 1$, $\lim_{x \to 0+} \frac{1}{\cos x} = 1$ 이므로

$$\lim_{x \to 0+} \frac{\tan x}{x} = 1$$

이다.

$-\frac{\pi}{2} < x < 0$ 일 때도 결과는 똑같이 나오므로

$$\therefore \lim_{x \to 0} \frac{\tan x}{x} = 1$$

위의 함수의 역수인 경우

$$\lim_{x \to 0} \frac{x}{\sin x} = \lim_{x \to 0} \frac{1}{\frac{\sin x}{x}} = \frac{1}{1} = 1$$

$$\lim_{x \to 0} \frac{x}{\tan x} = \lim_{x \to 0} \frac{1}{\frac{\tan x}{x}} = \frac{1}{1} = 1$$

$\lim_{x\to 0}\frac{\cos x}{x}$ 는 존재하지 않는다.

삼각함수 $\lim_{x\to 0}\frac{\sin bx}{ax}$ 의 극한

증명 $\lim_{x\to 0}\frac{\sin bx}{ax}=\lim_{x\to 0}\frac{\sin bx}{bx}\frac{b}{a}=\frac{b}{a}$

삼각함수 $\lim_{x\to 0}\frac{\tan bx}{ax}$ 의 극한

증명 $\lim_{x\to 0}\frac{\tan bx}{ax}=\lim_{x\to 0}\frac{\tan bx}{bx}\frac{b}{a}=\frac{b}{a}$

삼각함수 $\lim_{x\to 0}\frac{\sin bx}{\tan ax}$ 의 극한

증명 $\lim_{x\to 0}\frac{\sin bx}{\tan ax}=\lim_{x\to 0}\frac{ax}{\tan ax}\frac{\sin bx}{bx}\frac{b}{a}=\frac{b}{a}$

예제 1 $\lim_{x\to 0}\frac{\sin 5x}{3x}$ 를 구하라.

❙풀이❙ $\lim_{x\to 0}\frac{\sin 5x}{3x}\lim_{x\to 0}\frac{\sin 5x}{5x}\frac{5}{3}=\frac{5}{3}$

예제 2 $\lim_{\beta\to 0}\frac{1-\cos\beta}{\beta}$ 를 구하라.

❙풀이❙ $\lim_{\beta\to 0}\frac{(1-\cos\beta)(1+\cos\beta)}{\beta(1+\cos\beta)}=\frac{1-\cos^2\beta}{\beta(1+\cos\beta)}=\frac{\sin^2\beta}{\beta(1+\cos\beta)}$

$\lim_{\beta\to 0}(\frac{\sin\beta}{\beta})\cdot\sin\beta\cdot\frac{1}{\cos\beta+1}=1\cdot 0\cdot\frac{1}{1+1}=0$

제2장 연습문제

1) 물의 Brewster 각은 56.12°이다. 이 각을 도, 분, 초로 표시하라.

2) $\dfrac{\cos\theta + 1}{\sin\theta} + \dfrac{\sin\theta}{\cos\theta - 1} = 0$ 임을 증명하라.

3) 다음을 증명하라.

$$\cos\left(\frac{\pi}{2} + \theta\right) = -\sin\theta,\ \tan\left(\frac{\pi}{2} - \theta\right) = \cot\theta$$

4) 삼각함수의 덧셈공식을 이용하여 다음을 증명하라.

$$\cos(\pi + \theta) = -\cos\theta$$

$$\tan(\pi - \theta) = -\tan\theta$$

5) 다음을 증명하라.

$$\cos A + \cos B = 2\cos\frac{A+B}{2}\cos\frac{A-B}{2}$$

6) $y_1 = \sin\frac{\pi}{4}t$, $y_2 = \sqrt{3}\,sin\left(\frac{\pi}{4}t + \frac{\pi}{2}\right)$ 를 합한 운동이 단진동임을 보이고, 진폭, 주기, 진동수를 구하라.

7) 다음과 같은 두 조화파를 합성하여, 합성파의 크기와 위상을 구하라.

$$A = 4\sin\left(\omega t + \frac{\pi}{6}\right) \text{ and } B = 5\sin\left(\omega t + \frac{\pi}{3}\right)$$

8) 굴절률이 $\frac{4}{3}$ 인 물의 Brewster 각을 구하라.(단, $\tan\theta_B = \frac{n}{1}$ 을 사용하라.)

9) 다음 극한 값을 구하라.

$$\lim_{x\to 0}\frac{1+\sin x}{\cos^2 x}$$

10) 다음을 증명하라.

$$\lim_{x\to 0}\frac{\sin(\tan x)}{\sin 3x}=\frac{1}{3}$$

제 3 장

복소수 들어가기

물리광학에서는 빛을 전자기파인 파동으로 나타내며 sin이나 cosin으로 표시하고 시간과 공간의 함수로 나타낸다. 빛의 파동방정식을 매질에 적용시켜 매질의 경계면에서 빛의 반사와 투과를 계산하므로 여러 가지 물리적인 현상을 알 수 있다. 이때, sine이나 cosine 대신에 복소수를 포함한 지수함수로 나타낼 수 있으며, 복소수를 포함한 지수함수는 복잡한 삼각함수를 쉽게 계산할 수도 있기에 종종 사용한다.

그러나 안경광학과 학생들은 sine이나 cosine 함수를 사용하고 복소수를 포함한 지수함수는 사용하지 않으나 좀 더 광학 공부를 하고자 하는 학생들을 위해 복소수를 소개하였다.

3. 복소수

3-1 복소수

복소수를 알아보기 위해 먼저 허수에 대해 고려해보자.

방정식 $x^2 = 1$의 해를 구해보면 $x = \pm 1$이 된다. 그러나 방정식 $x^2 = -1$의 해를 구해보면 $x = \pm\sqrt{-1}$로 해가 존재하지 않는다. 이 때 $\sqrt{-1} = i$라 하고 이를 허수라 한다.

그러므로 $x^2 = -1$의 해는

$$x = \pm i$$

와 같이 쓸 수 있다.

복소수는 다음과 같이 정의한다. a, b가 실수일 때

$$z = a + bi\,(\text{단}, i = \sqrt{-1})$$

로 표시하며, a를 실수부분, b를 허수부분이라 한다.

예제 1 복소수 $z = 3$ 에서 실수부분과 허수부분 구하라.

| 풀이 | $z = 3 = 3 + 0i$ 이므로 실수부분은 3이고, 허수부분은 0이다.

복소수의 연산법칙

두 복소수 $z_1 = a_1 + b_1 i$, $z_2 = a_2 + b_2 i$ 에서

(1) $z_1 = z_2$이면 $a_1 = a_2$, $b_1 = b_2$이다.

(2) $(a+bi)+(c+di) = (a+c)+(b+d)i$

(3) $(a+bi)-(c+di) = (a-c)+(b-d)i$

(4) $(a+bi)(c+di) = (ac-bd)+(bc+ad)i$

(5) $\dfrac{(a+bi)}{(c+di)} = \dfrac{(a+bi)(c-di)}{(c+di)(c-di)} = \dfrac{ac+bd}{c^2+d^2} + \dfrac{bc-ad}{c^2+d^2}i$

예제 2 $x+yi=6-2i$일 때 x, y를 구하라.

| 풀이 | $x=6,\ y=-2$

예제 3 다음 방정식을 만족하는 실수 x, y를 구하라.

$$ix^2+(i+1)x-2iy+2i-2=0$$

| 풀이 | $i(x^2+x-2y+2)+(x-2)=0$

$x^2+x-2y+2=0,\ \ x-2=0$

$x=2,\ x^2+x-2y+2=0 \rightarrow y=4$

$\therefore\ x=2,\ y=4$

예제 4 $z_1=1+4i,\ z_2=6-3i$일 때 $z_1+z_2,\ z_1-z_2,\ z_1 \cdot z_2,\ \dfrac{z_1}{z_2}$를 계산하라.

| 풀이 | $z_1+z_2=1+4i+(6-3i)=(1+6)+(4-3)i=7+i$

$z_1-z_2=1+4i-(6-3i)=(1-6)+(4+3)i=-5+7i$

$z_1 \cdot z_2=(1+4i)(6-3i)=6-3i+24i-12i^2=6+12+21i=18+21i$

$$\frac{z_1}{z_2}=\frac{1+4i}{6-3i}=\frac{(1+4i)(6+3i)}{(6-3i)(6+3i)}=\frac{6+3i+24i+12i^2}{6^2-9i^2}=\frac{-6+27i}{45}$$

예제 5 다음을 계산하라.

(1) $\dfrac{1-i}{3+2i}$ (2) $(1-i)^4$

| 풀이 |

(1) $\dfrac{1-i}{3+2i}=\dfrac{(1-i)(3-2i)}{(3+2i)(3-2i)}=\dfrac{3-2i-3i+2i^2}{3^2-4i^2}=\dfrac{1-5i}{13}$

(2) $(1-i)^4=(1-i)^2(1-i)^2=(1-2i+i^2)(1-2i+i^2)$

$=(-2i)(-2i)=4i^2=-4$

공액복소수는

$$\boxed{\bar{z}=\overline{a+bi}=a-bi}$$

로 정의한다.

공액복소수의 연산법칙

두 복소수 $z_1 = a_1 + b_1 i$, $z_2 = a_2 + b_2 i$ 에서

(1) $\overline{z_1 + z_2} = \overline{z_1} + \overline{z_2}$

(2) $\overline{z_1 - z_2} = \overline{z_1} - \overline{z_2}$

(3) $\overline{z_1 \cdot z_2} = \overline{z_1} \cdot \overline{z_2}$

(4) $\overline{\left(\frac{z_1}{z_2}\right)} = \frac{\overline{z_1}}{\overline{z_2}}$(단 $z_2 \neq 0$)

예제 6 $\overline{z_1 + z_2} = \overline{z_1} + \overline{z_2}$를 증명하라.

| 풀이 |

$$\overline{z_1 + z_2} = \overline{(a_1 + b_1 i) + (a_2 + b_2 i)} = \overline{(a_1 + a_2) + (b_1 + b_2) i}$$

$$= (a_1 + a_2) - (b_1 + b_2) i = (a_1 - b_1 i) + (a_2 - b_2 i) = \overline{z_1} + \overline{z_2}$$

예제 7 $z = a + bi$일 때, $z + \overline{z} = 2a$, $z - \overline{z} = 2bi$임을 증명하라.

| 풀이 |

$$z + \overline{z} = a + bi + a - bi = 2a$$

$$z - \overline{z} = a + bi - (a - bi) = 2bi$$

예제 8 $z = 3 + 6i$일 때 $z + \overline{z}$와 $z . \overline{z}$를 구하라.

| 풀이 |

$$z + \overline{z} = 2a = 2 \times 3 = 6$$

$$z . \overline{z} = (3 + 6i) \bullet (3 - 6i) = 9 - 18i + 18i - 36i^2 = 9 + 36 = 45$$

예제 9 복소수의 실수부분을 $Re(z)$라 하고 허수부분을 $Im(z)$라 할 때, $Re(\overline{z}) = \frac{z + \overline{z}}{2}$, $Im(z) = \frac{z - \overline{z}}{2}$ 임을 증명하라.

| 풀이 |

$z = Re(z) + Im(z) i$ 이면

$\overline{z} = Re(z) - Im(z) i$ 이다.

$$z + \overline{z} = 2Re(z)$$

$$z - \overline{z} = 2Im(z) i$$

$$\therefore Re(z) = \frac{z + \overline{z}}{2} \quad Im(z) = \frac{z - \overline{z}}{2i}$$

3-2 복소수 평면

복소수 $z=a+bi$ 에서 x, y는 임의의 실수로 2차원 평면 (x, y)에 1:1 대응시킬 수 있다. 이때 x축을 실수축, y축을 허수축으로 하는 평면을 복소수 평면이라고 한다.

예제 1 복소수 $z_1 = 1+2i$, $z_2=-4+5i$, $z_3=3+1i$, $z_4=-1+i$를 복소수 평면 위에 나타내라.

| 풀이 |

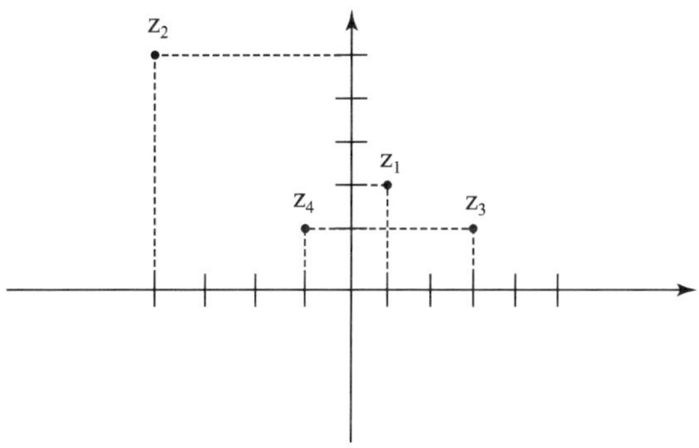

예제 2 다음 복소수를 복소수 평면 위에 나타내라.

$$1+4i,\ \ 2+3i,\ \ -1-i,\ 4+7i$$

| 풀이 |

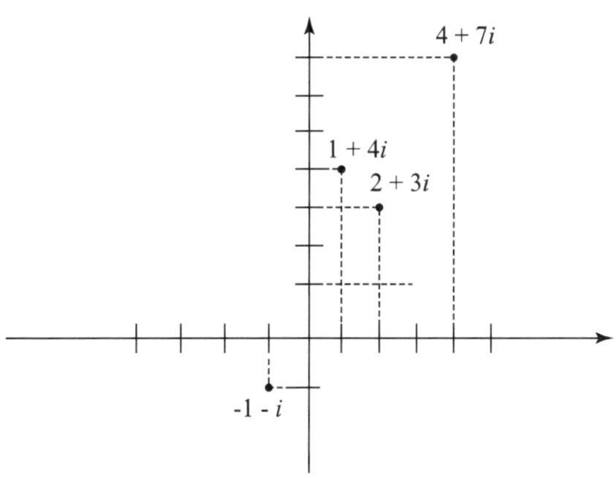

복소수 $z=a+bi$라 하면 z의 절댓값은

$$|z|=|a+bi|=\sqrt{a^2+b^2}$$

이며, z의 편각은

$$\theta = \tan^{-1}\frac{b}{a}$$

이다.

예제 3 다음 복소수의 절댓값과 편각을 구하라.

(1) $3+5i$　　　(2) $2-5i$

풀이

(1) $|3+5i| = \sqrt{3^2+5^2} = \sqrt{9+25} = \sqrt{34}$

$\theta = \tan^{-1}\frac{b}{a} = \tan^{-1}\frac{5}{3} = 59°$

(2) $|2-5i| = \sqrt{2^2+(-5)^2} = \sqrt{4+25} = \sqrt{29}$

$\theta = \tan^{-1}\frac{b}{a} = \tan^{-1}(-\frac{5}{2}) = -68.1°$

예제 4 $z=a+bi$일 때, $z.\overline{z} = |z|^2 = |\overline{z}|^2 = a^2+b^2$임을 밝혀라.

풀이

$z.\overline{z} = (a+bi)(a-bi) = a^2-b^2i^2 = a^2+b^2$

$|z|^2 = |a+bi|^2 = (\sqrt{a^2+b^2})^2 = a^2+b^2$

$|\overline{z}|^2 = (\sqrt{a^2+(-b)^2})^2 = a^2+b^2$

$\therefore\ z.\overline{z} = |z|^2 = |\overline{z}|^2 = a^2+b^2$

예제 5 $|z_1z_2| = |z_1||z_2|$임을 증명하라.

풀이

$|z_1z_2|^2 = (z_1z_2)\cdot\overline{(z_1z_2)} = (z_1z_2)\cdot(\overline{z_1}\ \overline{z_2}) = (z_1\overline{z_1})\cdot(z_2\cdot\overline{z_2}) = |z_1|^2|z_2|^2$

$\therefore\ |z_1z_2| = |z_1||z_2|$

3-3 복소수의 극형식

복소수 $z=a+bi$를 그 절댓값(r)과 편각(θ)의 크기를 써서 나타내는 식

$$a = rcos\theta,\ \ b = rsin\theta$$

을 복소수의 극형식이라고 한다.

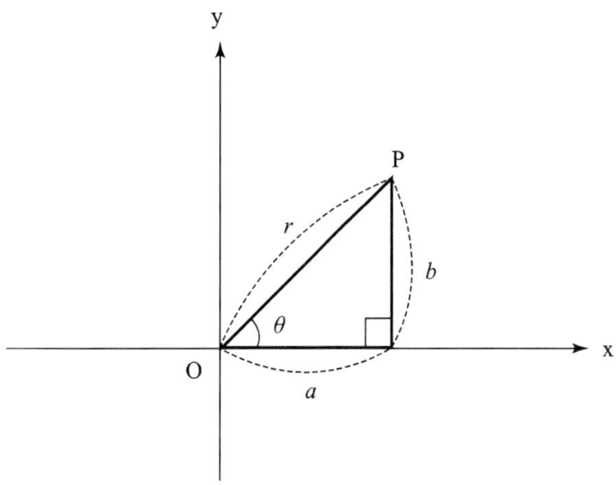

이때, 다음과 같은 관계식이 성립한다.

$$r^2 = a^2 + b^2, \quad \tan\theta = \frac{b}{a}$$

$$a = r\cos\theta, b = r\sin\theta$$

$$z = a + bi = r(\cos\theta + i\sin\theta)$$

예제 1 $z = 3 + 4i$ 를 극형식으로 나타내라.

| 풀이 | $z = 3 + 4i$ 에서 $r^2 = 3^2 + 4^2 = 9 + 16 = 25 \rightarrow r = 5$

$$\tan\theta = \frac{4}{3} = 1.33 \rightarrow \theta = 53.6^\circ$$

$$\therefore z = 3 + 4i = 5(\cos 53.6^\circ + i\sin 53.6^\circ)$$

예제 2 $3 - 3i$를 극형식으로 나타내라.

| 풀이 | $z = 3 - 3i$ 에서 $r^2 = 3^2 + (-3)^2 = 9 + 9 = 18 \rightarrow r = 3\sqrt{2}$

$$\tan\theta = \frac{-3}{3} = -1 \rightarrow \theta = -45^\circ$$

$$\therefore z = 3 - 3i = 3\sqrt{2}(\cos(-45^\circ) + i\sin(-45^\circ))$$

복소수의 곱셈과 나눗셈

$z_1 = r_1(\cos\theta_1 + i\sin\theta_1)$, $z_2 = r_2(\cos\theta_2 + i\sin\theta_2)$일 때,

$$\begin{aligned} z_1 \cdot z_2 &= r_1 r_2(\cos\theta_1 + i\sin\theta_1)(\cos\theta_2 + i\sin\theta_2) \\ &= r_1 r_2\{(\cos\theta_1\cos\theta_2 - \sin\theta_1\sin\theta_2) + i(\sin\theta_1\cos\theta_2 + \cos\theta_1\sin\theta_2)\} \\ &= r_1 r_2\{\cos(\theta_1 + \theta_2) + i\sin(\theta_1 + \theta_2)\} \end{aligned}$$

$$\begin{aligned} z_1 \cdot z_2 \cdot z_3 &= r_1 r_2 r_3\{(\cos(\theta_1 + \theta_2) + i\sin(\theta_1 + \theta_2)\}(\cos\theta_3 + i\sin\theta_3) \\ &= r_1 r_2 r_3\{\cos(\theta_1 + \theta_2)\cos\theta_3 - \sin(\theta_1 + \theta_2)\sin\theta_3\} \\ &\quad + i\{\sin(\theta_1 + \theta_2)\cos\theta_3 + \cos(\theta_1 + \theta_2)\sin\theta_3\} \\ &= r_1 r_2 r_3\{\cos(\theta_1 + \theta_2 + \theta_3) + i\sin(\theta_1 + \theta_2 + \theta_3)\} \end{aligned}$$

$$z_1 . z_2 .... z_n = r_1 r_2 ...... r_n\{\cos(\theta_1 + \theta_2 + ... + \theta_n) + i\sin(\theta_1 + \theta_2 + ... + \theta_n)\}$$

만약 n이 양의 정수이고, $r_1 = r_2 = ... = r_n = r$, $\theta_1 = \theta_2 = ... = \theta_n = \theta$ 이면

$$\{r(\cos\theta + i\sin\theta\}^n = r^n\{\cos n\theta + i\sin n\theta)\}$$

이다.

$$\begin{aligned} \frac{z_1}{z_2} &= \frac{r_1(\cos\theta_1 + i\sin\theta_1)}{r_2(\cos\theta_2 + i\sin\theta_2)} \\ &= \frac{r_1}{r_2} . \frac{(\cos\theta_1 + i\sin\theta_1)(\cos\theta_2 - i\sin\theta_2)}{(\cos\theta_2 + i\sin\theta_2)(\cos\theta_2 - i\sin\theta_2)} \\ &= \frac{r_1}{r_2} . \frac{(\cos\theta_1\cos\theta_2 + \sin\theta_1\sin\theta_2) + i(\sin\theta_1\cos\theta_2 - \cos\theta_1\sin\theta_2)}{\cos^2\theta_2 + \sin^2\theta_2} \\ &= \frac{r_1}{r_2}\{\cos(\theta_1 - \theta_2) + i\sin(\theta_1 - \theta_2)\} \end{aligned}$$

만약 $z_1 = 1 = \cos 0 + i\sin 0$, $z_2 = r(\cos\theta + i\sin\theta)$ 이면

$$\frac{1}{z_2} = \frac{1}{r}\{\cos(-\theta) + i\sin(-\theta)\}$$

$$\begin{aligned} z^{-n} &= \frac{1}{z^n} = \frac{1}{r^n(\cos n\theta + i\sin n\theta)} \\ &= \frac{1}{r^n}\{\cos(-n\theta) + i\sin(-n\theta)\} \end{aligned}$$

이다. 이 때, 다음 식을 드.므와브르($De\ Moivre$)의 정리라고 한다.

$$z^n = r^n\{\cos n\theta + isin\, n\theta)\},\ \ z^{-n} = r^{-n}\{\cos(-n\theta) + isin(-n\theta)\}$$

예제 3 $(1+i)^{30}$을 계산하라.

| 풀이 | $z = 1+i = \sqrt{2}(\cos 45° + i\sin 45°)$

$z^{30} = (1+i)^{30} = (\sqrt{2})^{30}(\cos(30\times 45°) + i\sin(30\times 45°))$

$= 2^{15}(\cos(-90°) + isin(-90°)) = -2^{15}i$

예제 4 다음을 계산하라.

$$(1+\sqrt{3}i)^{15}$$

| 풀이 | $z = 1+\sqrt{3}i = 2(\cos 60° + isin 60°)$

$z^{15} = (1+\sqrt{3}i)^{15} = 2^{15}(\cos(15\times 60°) + isin(15\times 60°))$

$= 2^{15}(\cos(180°) + isin(180°)) = -2^{15}$

3-4 복소수의 n제곱근

방정식의 해를 구하기 위해 복소수의 제곱근을 구하여 보자. 이때 드.므와브르($De\ Moivre$)의 정리와 일반각을 이용하여 해를 쉽게 풀 수 있다.

예제 1 $z^3 = -1$을 풀어라.

| 풀이 | 드.므와브르($De\ Moivre$)의 정리를 사용하면

$z^3 = r^3(\cos 3\theta + isin 3\theta)$

$-1 = 1.(\cos\pi + isin\pi)$

π를 일반각으로 바꾸면

$\therefore r^3 = 1,\ 3\theta = 2n\pi + \pi\ (n = 0, \pm 1, \pm 2, ...)$

$\therefore r = 1,\ \theta = \dfrac{2}{3}n\pi + \dfrac{\pi}{3}$

$$n=0,\ z_0=\cos\frac{\pi}{3}+isin\frac{\pi}{3}=\frac{1}{2}+i\frac{\sqrt{3}}{2}$$

$$n=1,\ z_1=\cos\pi+i\sin\pi=-1$$

$$n=2,\ z_2=\cos\frac{5}{3}\pi+i\sin\frac{5}{3}\pi=-\frac{1}{2}+i\frac{\sqrt{3}}{2}$$

예제 2 $z^6=1$를 풀어라.

풀이 $z^6=r^6(\cos 6\theta+isin6\theta)$

$1=1(\cos 0+isin0)$

$\therefore r^6=1,\ 6\theta=2n\pi+0(n=0,\pm1,\pm2,....)$

$\therefore r=1,\ \theta=\frac{1}{3}n\pi+0$

$$n=0,\ z_0=\cos 0+isin0=1$$

$$n=1,\ z_1=\cos\frac{\pi}{3}+i\sin\frac{\pi}{3}=\frac{1}{2}+i\frac{\sqrt{3}}{2}$$

$$n=2,\ z_2=\cos\frac{2}{3}\pi+i\sin\frac{2}{3}\pi=-\frac{1}{2}+i\frac{\sqrt{3}}{2}$$

$$n=3,\ z_0=\cos\pi+isin\pi=-1$$

$$n=4,\ z_1=\cos\frac{4\pi}{3}+i\sin\frac{4\pi}{3}=-\frac{1}{2}-i\frac{\sqrt{3}}{2}$$

$$n=5,\ z_2=\cos\frac{5\pi}{3}+i\sin\frac{5\pi}{3}=\frac{1}{2}-i\frac{\sqrt{3}}{2}$$

일반적인 복소수 $z^k=z_0$를 풀자

$z=r(\cos\theta+isin\theta),\ z_0=r_0(\cos\theta_0+isin\theta_0)$이면

$$z^k=\{r(\cos\theta+isin\theta)\}^k$$
$$=r^k(\cos k\theta+isink\theta)$$
$$=r_0(\cos\theta_0+isin\theta_0)$$

$$\therefore r=r_0^{\frac{1}{k}},\ k\theta=2n\pi+\theta_0,\ \theta=\frac{2n\pi+\theta_0}{k}$$

$$\therefore z=r_0^{\frac{1}{k}}(\cos\frac{2n\pi+\theta_0}{k}+isin\frac{2n\pi+\theta_0}{k})\ (\text{단},\ n=0,1,......,k-1)$$

예제 3 다음 방정식을 풀어라.

$$z^4 = i$$

| 풀이 | $z^4 = r^4(\cos 4\theta + isin4\theta)$

$i = 1(\cos\frac{\pi}{2} + isin\frac{\pi}{2})$

$$\therefore r^4 = 1,\ 4\theta = 2n\pi + \frac{\pi}{2}\ (n = 0, \pm 1, \pm 2, ...)$$

$$\therefore r = 1,\ \theta = \frac{2}{4}n\pi + \frac{\pi}{8} = \frac{n}{2}\pi + \frac{\pi}{8} = \frac{(4n+1)}{8}\pi$$

$n = 0,\ z_0 = \cos\frac{\pi}{8} + i\sin\frac{\pi}{8}$

$n = 1,\ z_1 = \cos\frac{5\pi}{8} + i\sin\frac{5\pi}{8}$

$n = 2,\ z_2 = \cos\frac{9\pi}{8} + i\sin\frac{9\pi}{8}$

$n = 3,\ z_3 = \cos\frac{13\pi}{8} + isin\frac{13\pi}{8}$

제3장 연습문제

1) 다음 방정식을 만족하는 실수 x, y를 구하라.

$$ix^2+(i+2)x-2iy+2i-6=0$$

2) $\overline{z_1 \cdot z_2}=\overline{z_1}\cdot\overline{z_2}$를 증명하라.

3) $z=4+5i$일 때 $z-\overline{z}$와 $\frac{z}{\overline{z}}$를 구하라.

4) $e^{i\theta}=\cos\theta+isin\theta$라고 하면, $\cos\theta=\frac{e^{i\theta}+e^{-i\theta}}{2}$, $\sin\theta=\frac{e^{i\theta}-e^{-i\theta}}{2i}$임을 증명하라.

5) $\left|\frac{z_1}{z_2}\right|=\frac{|z_1|}{|z_2|}$임을 증명하라.

6) $-2i$ 를 극형식으로 나타내라.

7) $(1+i)^{40}$을 계산하라.

8) 다음을 계산하라.

$$(1+\sqrt{3}\,i)^{50}$$

9) 다음 방정식을 풀어라.

$$z^4=-1+\sqrt{3}\,i$$

10) $z^5=1$을 풀어라.

제 4 장

벡터 들어가기

안경광학은 안경렌즈를 눈에 적용했을 때 눈에 상이 어떻게 맺히는지를 공부하는 학문이라고 말할 수 있다. 안경렌즈는 “연속적으로 변하는 프리즘의 집합체”라고 정의하며, 프리즘은 빛이 입사할 때 프리즘 굴절력에 의해 꺾이며 프리즘 꺾이는 정도와 방향은 벡터로 나타낼 수 있다. 그러므로 안경광학에서 프리즘 벡터를 공부한다는 것은 매우 중요하다.

어떤 프리즘을 눈에 가했을 때 눈의 수평과 수직에 가해지는 프리즘 양, 두 개의 프리즘을 합성할 때 합성한 프리즘 굴절력과 방향, 두 눈의 프리즘의 차를 보정하기 위한 프리즘 양, 그리고 이중초점렌즈에서 근용 주시선이 강 주경선, 약 주경선에 투영된 길이를 구할 때에 프리즘 벡터를 사용하면 편리하다.

이 장의 구성은 일반적인 구성인 벡터의 정의, 벡터의 덧셈과 뺄셈, 벡터의 성분, 벡터의 실수배, 벡터의 내적, 벡터의 외적으로 하였고 안경광학에서 프리즘 벡터의 분해와 합성이 중요하므로 벡터의 분해를 보충하였다.

4. 벡터

4-1 벡터

길이, 넓이, 온도, 질량, 속력 등은 크기만 가지고 있으나 힘, 속도, 가속도는 크기뿐만 아니라 방향도 가지고 있다. 크기만 가지고 있는 물리량은 스칼라라고 하고 크기와 방향을 모두 가지고 있는 물리량은 벡터라고 한다.

벡터의 정의

크기와 방향을 갖는 양

벡터의 표시

벡터를 표시하기 위해 점 O에서 P로 향하는 선분 OP 위에 화살표 표시를 해 $\overrightarrow{OP}$라 표시한다. 또는 $\overrightarrow{A}$로 나타낸다. O점은 $\overrightarrow{OP}$ 벡터의 시점이고, P는 $\overrightarrow{OP}$ 벡터의 종점이다.

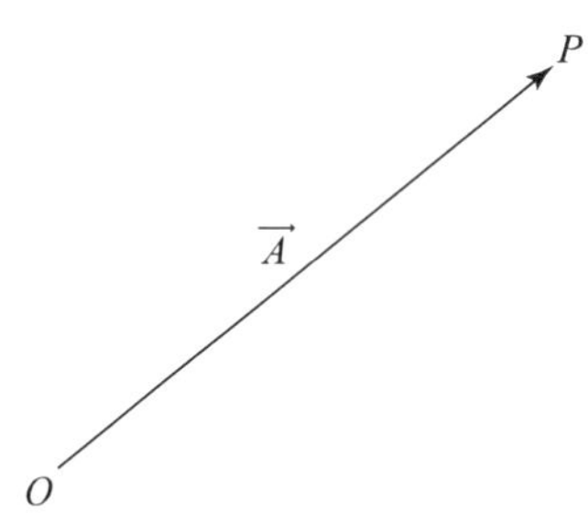

$\overrightarrow{OP}$의 크기는 $|\overrightarrow{OP}|$ 또는 $|\overrightarrow{A}|$ 로 나타내며, 특히 크기가 1인 벡터를 단위벡터라고 하고, 크기가 0인 벡터는 영벡터라고 한다.

두 벡터가 시점의 위치가 다르지만 크기와 방향이 같다면 두 벡터는 같다고 한다. 크기가 같고 방향이 반대인 벡터는 다음과 같이 나타낸다.

$$-\overrightarrow{a}$$

예제 1 다음 평행사변형에서 $\overrightarrow{CD}$, $\overrightarrow{CB}$ 벡터를 $\vec{a}$, $\vec{b}$로 나타내어라.

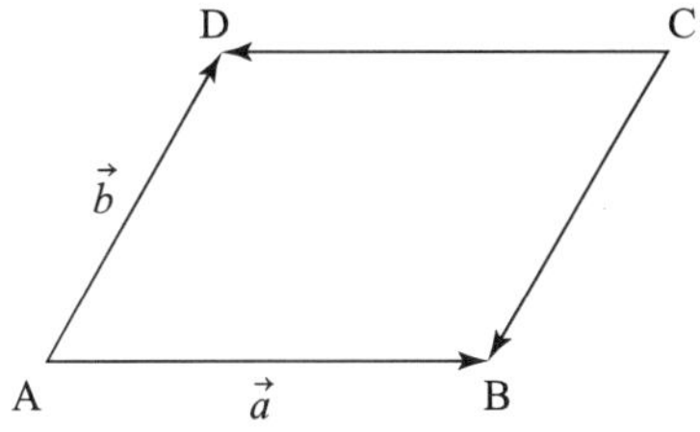

| 풀이 | 평행사변형이므로 크기는 같고 방향이 반대이므로

$\overrightarrow{CD}=-\vec{a}$

$\overrightarrow{CB}=-\vec{b}$

4-2 벡터의 덧셈과 뺄셈

벡터의 덧셈

아래 그림은 A벡터의 시점 O에서 시작하여 A벡터의 종점에서 B벡터가 시작하여 C점에서 끝난다. 이때, O에서 C로 연결한 벡터 $\overrightarrow{OC}$ 는 $\vec{A}$와 $\vec{B}$의 합이라고 하며

$$\vec{A}+\vec{B}=\overrightarrow{OC}$$

와 같이 나타낸다. 평행사변형이 되도록 점 D를 잡으면 $\overrightarrow{OD}$는 $\vec{B}$가 되므로

$$\vec{A}+\overrightarrow{OD}=\vec{A}+\vec{B}=\overrightarrow{OC}$$

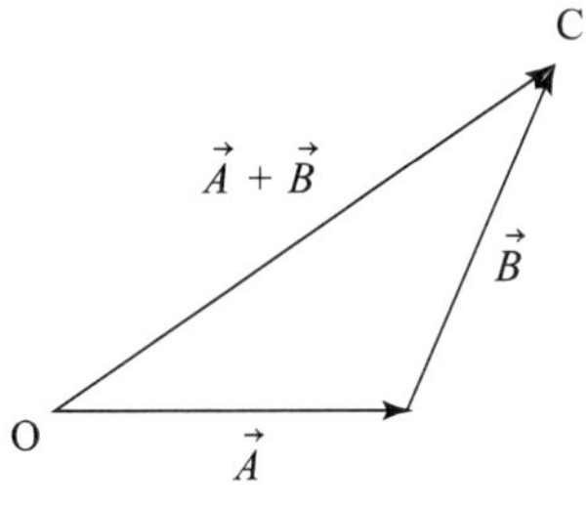

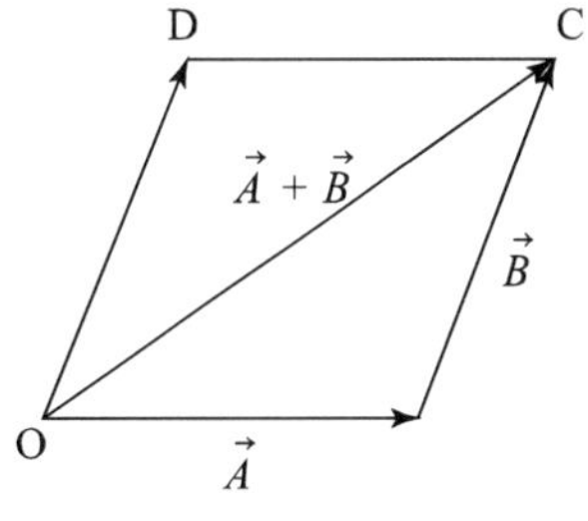

이다.

예제 1 다음 벡터를 더하라.

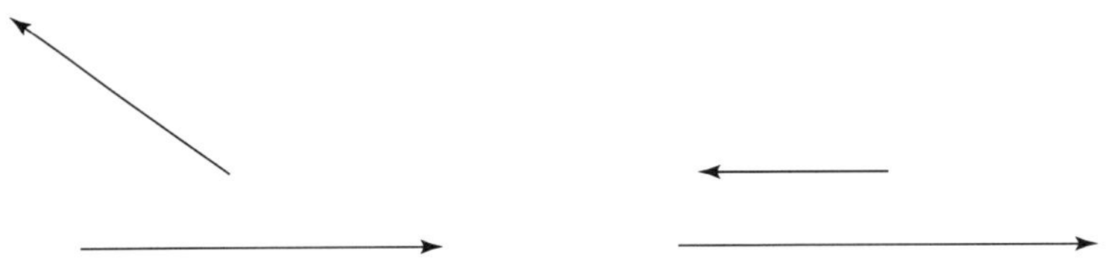

(a) (b)

❙풀이❙

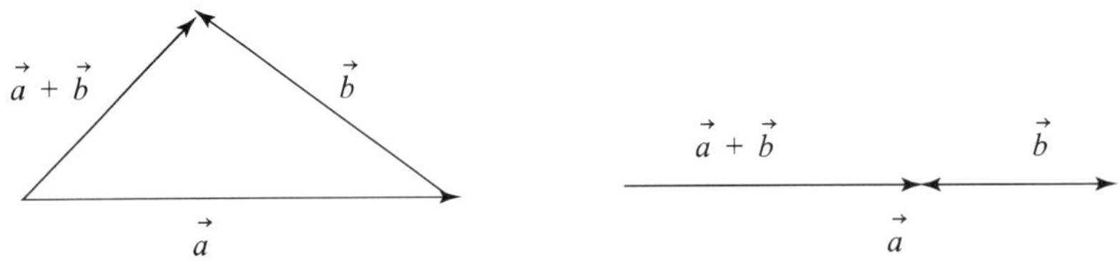

(a) (b)

벡터의 덧셈에 대한 성질

(1) $\overrightarrow{A}+\overrightarrow{B}=\overrightarrow{B}+\overrightarrow{A}$ (교환법칙)

(2) $(\overrightarrow{A}+\overrightarrow{B})+\overrightarrow{C}=\overrightarrow{A}+(\overrightarrow{B}+\overrightarrow{C})$ (결합법칙)

(3) $\overrightarrow{A}+\overrightarrow{O}=\overrightarrow{A}$인 벡터 $\overrightarrow{O}$가 존재한다($\overrightarrow{O}$벡터의 존재).

(4) $\overrightarrow{A}+\overrightarrow{B}=\overrightarrow{O}$인 벡터 $\overrightarrow{B}$가 존재한다(역벡터의 존재).

증명 (1) $\overrightarrow{A}+\overrightarrow{B}=\overrightarrow{B}+\overrightarrow{A}$ (교환법칙)

$\overrightarrow{A}+\overrightarrow{B}=\overrightarrow{OC}$

$\overrightarrow{B}+\overrightarrow{A}=\overrightarrow{OC}$

$\therefore \overrightarrow{A}+\overrightarrow{B}=\overrightarrow{B}+\overrightarrow{A}$

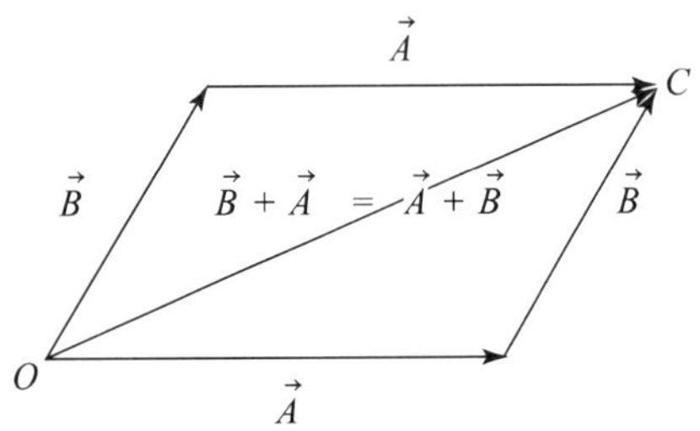

(2) $(\vec{A}+\vec{B})+\vec{C}=\vec{A}+(\vec{B}+\vec{C})$ (결합법칙)

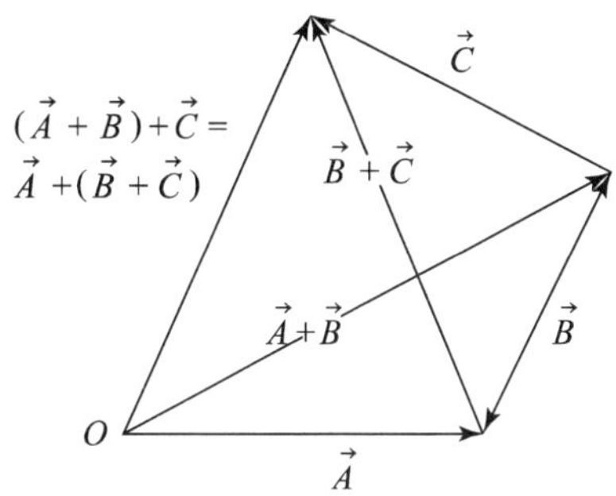

예제 2 다음 두 벡터 $\vec{A}$, $\vec{B}$에 대해 크기와 방향이 (1.0, 0°), (2.0, 90°)일 때 두 벡터를 합성한 벡터 $\vec{r}$의 크기와 방향을 구하라.

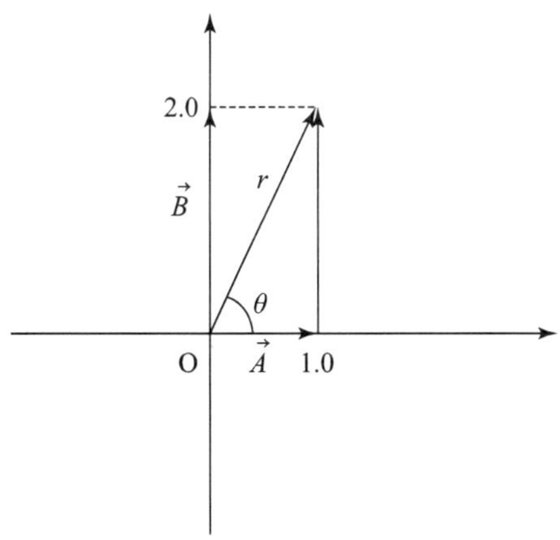

풀이 $\vec{r}=\vec{A}+\vec{B}$에서

$$|\vec{r}|=\sqrt{(1.0)^2+(2.0)^2}=\sqrt{5}$$

$$\tan\theta=\frac{2.0}{1.0}=2\rightarrow\theta=\tan^{-1}2=64°$$

벡터의 뺄셈

두 벡터 $\vec{a},\vec{b}$에서 $\vec{b}+\vec{x}=\vec{a}$가 성립하는 삼각형을 잡으면 $\vec{x}=\vec{a}-\vec{b}$로 나타낼 수 있다. 평행사변형을 잡으면

$$\vec{a}-\vec{b}=\overrightarrow{CB}=\overrightarrow{CD}+\overrightarrow{DB}$$
$$=\vec{a}+(-\vec{b})$$

이다. 따라서 $\vec{a}$에서 $\vec{b}$를 뺀 것은 $\vec{a}$에서 -$\vec{b}$를 더한 것과 마찬가지이다.

예제 3 다음 $\vec{a}$벡터에서 $\vec{b}$벡터를 빼라.

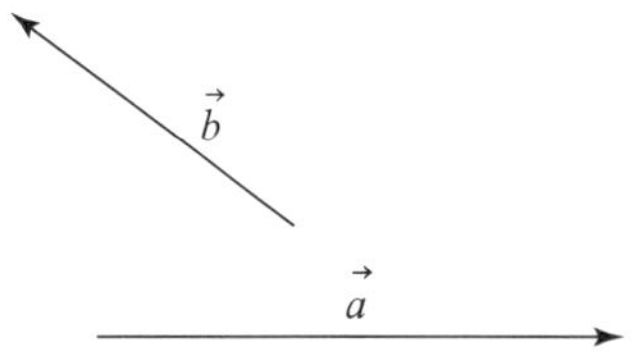

(a)

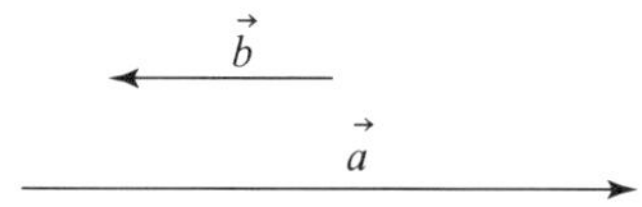

(b)

| 풀이 |

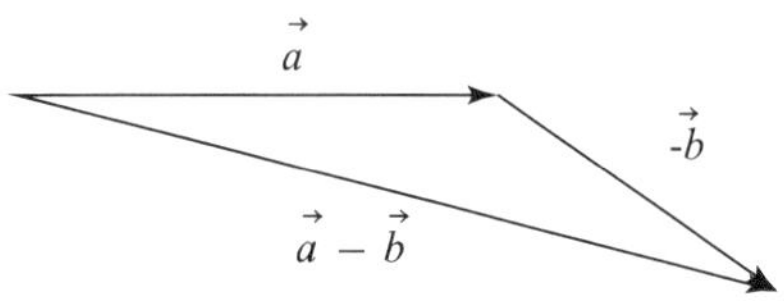

(a)

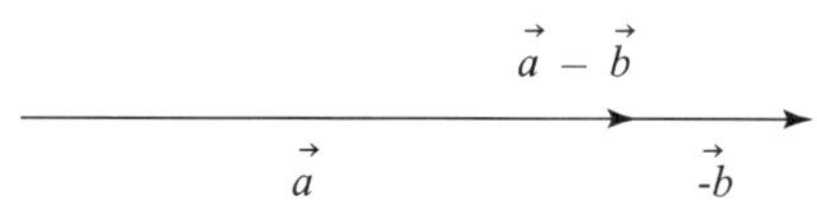

(b)

예제 4 아래 그림과 같이 직사각형 ABCD에서 $\overrightarrow{OA}=\vec{a}$, $\overrightarrow{OB}=\vec{b}$라고 할 때, 다음 벡터를 $\vec{a}$, $\vec{b}$로 나타내어라.

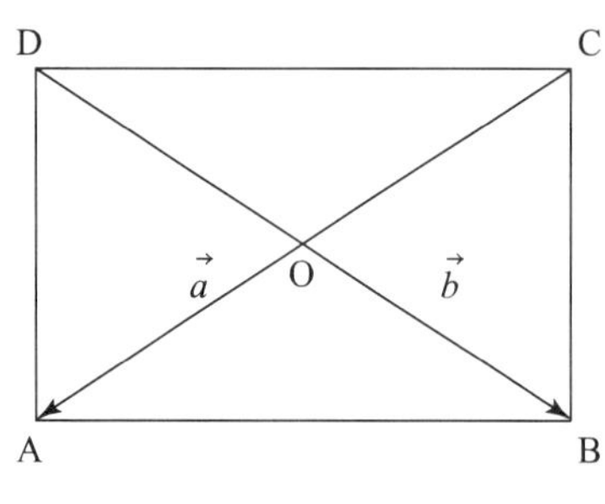

(1) $\overrightarrow{AB}$ (2) $\overrightarrow{BC}$

| 풀이 | (1) $\vec{a}+\overrightarrow{AB}=\vec{b}$에서 $\overrightarrow{AB}=\vec{b}-\vec{a}$

(2) $\vec{b}+\overrightarrow{BC}=-\vec{a}$에서 $\overrightarrow{BC}=-\vec{a}-\vec{b}$

4-3 벡터의 성분

임의의 벡터 $\vec{a}(a_{1,}a_2)$의 종점에서 x, y축에 내린 수선의 발을 $\overrightarrow{A_1}$, $\overrightarrow{A_2}$라고 하고, x, y축의 단위 벡터를 $\overrightarrow{e_1}$, $\overrightarrow{e_2}$라고 하면

$$\begin{aligned}\vec{a} &= \overrightarrow{A_1} + \overrightarrow{A_2} \\ &= a_1\overrightarrow{e_1} + a_2\overrightarrow{e_2}\end{aligned}$$

이때, $a_{1,}\, a_2$를 벡터 $\vec{a}$의 성분이라 하고, a_1를 x성분, a_2를 y성분이라 한다.

벡터성분에 의한 연산

$\vec{a} = (a_{1,}\, a_2, a_3)$, $\vec{b} = (b_{1,}\, b_2, b_3)$ 일 때,

$$\begin{aligned}\vec{a} + \vec{b} &= (a_1 + b_1,\ a_2 + b_2\ ,\ a_3 + b_3) \\ \vec{a} - \vec{b} &= (a_1 - b_1,\ a_2 - b_2\ ,\ a_3 - b_3)\end{aligned}$$

이다.

예제 1 P_1을 시점, P_2를 종점으로 하는 벡터 $\overrightarrow{P_1P_2}$의 성분을 각각 구하라.

$$P_1(6, 5, 8),\ P_2(8, -7, -3)$$

| 풀이 | $\overrightarrow{P_1P_2} = (8-6, -7-5, -3-8) = (2, -12, -11)$

예제 2 벡터 $\vec{A} = (7, 6, -3)$과 크기와 방향이 같고, 점 $\vec{P} = (2, -1, 4)$를 시점으로 갖는 벡터를 구하라.

| 풀이 | $\vec{X} = \vec{A} + \vec{P} = (7, 6, -3) + (2, -1, 4) = (9, 5, 1)$

벡터의 크기

$\vec{a} = (a_{1,}\, a_2, a_3)$ 에 대해서

$$\boxed{|\vec{a}| = \sqrt{a_1^2 + a_2^2 + a_3^2}}$$

이다.

예제 3 $\overrightarrow{A}=(2,3,4)$의 크기는?

풀이 $|\overrightarrow{A}|=\sqrt{2^2+3^2+4^2}=\sqrt{29}$

예제 4 $\overrightarrow{A}=(-8,7,4)$의 크기는?

풀이 $|\overrightarrow{A}|=\sqrt{(-8)^2+7^2+4^2}=\sqrt{129}$

예제 5 $\overrightarrow{A}=(3,2,1)$, $\overrightarrow{B}=(2,2,1)$라 할 때, 다음을 구하라.

(1) $|\overrightarrow{A}|+|\overrightarrow{B}|$ (2) $\dfrac{1}{|\overrightarrow{B}|}\overrightarrow{B}$

풀이 (1) $|\overrightarrow{A}|+|\overrightarrow{B}|=\sqrt{3^2+2^2+1^2}+\sqrt{2^2+2^2+1^1}$

$=\sqrt{14}+3$

(2) $\dfrac{1}{|\overrightarrow{B}|}\overrightarrow{B}=\dfrac{1}{\sqrt{2^2+2^2+1^2}}(2,\ 2,1)=(\dfrac{2}{3},\dfrac{2}{3},\dfrac{1}{3})$

두 점 $\mathrm{A}(a_{1,}a_2,a_3)$, $\mathrm{B}(b_{1,}b_2,b_3)$에 대해서

$$\overrightarrow{AB}=(b_1-a_1,b_2-a_2,b_3-a_3)$$
$$|\overrightarrow{AB}|=\sqrt{(b_1-a_1)^2+(b_2-a_2)^2+(b_3-a_3)^2}$$

이다.

벡터가 같을 조건

$\vec{a}=(a_{1,}a_2,a_3)$, $\vec{b}=(b_{1,}b_2,b_3)$ 에 대해서

$$a_1=b_1,\ a_2=b_2,\ a_3=b_3$$

이다.

예제 6 벡터 $\overrightarrow{AB}$의 성분을 나타내고, 그 크기를 구하라.

$$A(3,2,-3),\ B(2,0,1)$$

풀이 $\overrightarrow{AB}=(2-3,0-2,1+3)=(-1,-2,4)$

$|\overrightarrow{AB}|=\sqrt{(-1)^2+(-2)^2+4^2}=\sqrt{21}$

4-4 벡터의 분해와 합성

벡터의 분해는 벡터의 합성을 반대로 생각한 것이며, 분해 방향은 임의의 방향을 잡을 수 있지만 직교 좌표축(x, y축)에서 분해하는 것이 편리하다.

$$\vec{F} = \vec{F_x} + \vec{F_y}$$

$$\cos\theta = \frac{F_x}{F},\ \sin\theta = \frac{F_y}{F}$$

$$F\cos\theta = F_x,\quad F\sin\theta = F_y,\quad \tan\theta = \frac{F_y}{F_x}$$

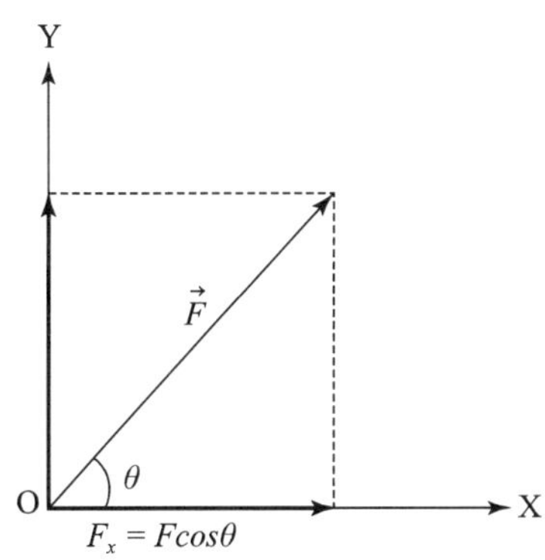

① 벡터 $\vec{F}$의 시점을 좌표축의 원점에 맞춘다.

② $\vec{F}$의 종점에서 좌표축에 나란하게 점선을 그린다.

③ 좌표축의 원점에서부터 점선과 좌표축이 만나는 점까지 벡터로 그린다.

예제 1 프리즘 벡터 $\vec{P}$의 크기는 4.00(△)이고 x축과 이루는 각은 60° (Base 60°)이다. $\vec{P}$ 벡터의 x, y성분인 $\overrightarrow{P_x}$, $\overrightarrow{P_y}$를 구하라.

| 풀이 |

$$\overrightarrow{P_x} = \vec{P}cos\theta = 4(\Delta)\cos 60^\circ = 4 \times \frac{1}{2}(\Delta) = 2(\Delta)$$

$$\overrightarrow{P_y} = \vec{P}sin\theta = 4(\Delta)\sin 60^\circ = 4 \times \frac{\sqrt{3}}{2}(\Delta) = 2\sqrt{3}(\Delta)$$

예제 *2 $\overrightarrow{P_1}$의 크기는 3.00(Δ)이고, x축과 이루는 각은 120°(Base 120°)이다. 또한 $\overrightarrow{P_2}$의 크기는 2.00(Δ) x축과 이루는 각은 60°(Base 60°)이다. 두 벡터를 합성한 벡터의 프리즘 굴절력(Δ)과 x축과 이루는 방향을 구하라.

| 풀이 |

$$\overrightarrow{P_{1x}}=\overrightarrow{P_1}cos\theta=3(\Delta)\cos120°=3\times(-\frac{1}{2})(\Delta)=-1.5(\Delta)$$

$$\overrightarrow{P_{1y}}=\overrightarrow{P_1}sin\theta=3(\Delta)\sin120°=3\times\frac{\sqrt{3}}{2}(\Delta)=\frac{3\sqrt{3}}{2}$$

$$\overrightarrow{P_1}=(-1.5,\ \frac{3\sqrt{3}}{2})$$

$$\overrightarrow{P_{2x}}=\overrightarrow{P_2}cos\theta=2(\Delta)\cos60°=2\times\frac{1}{2}(\Delta)=1(\Delta)$$

$$\overrightarrow{P_{1y}}=\overrightarrow{P_1}sin\theta=2(\Delta)\sin60°=2\times\frac{\sqrt{3}}{2}(\Delta)=\sqrt{3}(\Delta)$$

$$\overrightarrow{P_2}=(1,\ \sqrt{3})$$

$$\overrightarrow{P}=\overrightarrow{P_1}+\overrightarrow{P_2}=(-\frac{1}{2},\ \frac{5\sqrt{3}}{2})$$

$\overrightarrow{P}$의 크기는 $\sqrt{19}$

$$\tan\theta=\frac{P_y}{P_x}=-5\sqrt{3}\qquad \theta=\tan^{-1}(-5\sqrt{3})=96.6°$$

예제 3 두 개의 벡터를 합성하고자 한다. 합성한 벡터를 구하라.(단, 크기와 방향은 (1.0, 360°), (2.0, 60°)이다.)

| 풀이 |

$$\overrightarrow{P_x}=1.0+2.0\times\cos60°=2$$

$$\overrightarrow{P_y}=2.0\times\sin60°=\sqrt{3}$$

$$\overrightarrow{P}=\sqrt{2^2+(\sqrt{3})^2}=\sqrt{7}$$

$$\tan\theta=\frac{F_y}{F_x}=\frac{\sqrt{3}}{2}=0.87\qquad \theta=\tan^{-1}\frac{\sqrt{3}}{2}=41°$$

4-5 벡터의 실수배

임의의 실수 k와 벡터 $\vec{a}$의 곱 $k\vec{a}$를 벡터 $\vec{a}$의 실수배라 한다.

벡터의 실수배의 성질

(1) $0\vec{a}=\vec{0}$, $1\vec{a}=\vec{a}$, $(-1)\vec{a}=-\vec{a}$

(2) h, k를 실수라 하면 $h(k\vec{a})=(hk)\vec{a}$

(3) $k(\vec{a}+\vec{b})=k\vec{a}+k\vec{b}$, $(h+k)\vec{a}=h\vec{a}+k\vec{a}$

예제 1 다음을 만족하는 $\vec{A}$를 구하라.

$$3\vec{A}+(2,5,6)=(2,5,7)$$

| 풀이 | $3\vec{A}=(2,5,7)-(2,5,6)=(0,0,1)$

$\vec{A}=\left(0,0,\frac{1}{3}\right)$

예제 2 $\vec{U}=(2,3,1)$, $\vec{V}=(3,1,2)$, $\vec{W}=(2,-3,1)$ 일 때, 다음 벡터를 구하라.

$$\vec{V}-(2\vec{U}+3\vec{W})$$

| 풀이 |

$$\begin{aligned}\vec{V}-(2\vec{U}+3\vec{W})&=(3,1,2)-(2(2,3,1)+3(2,-3,1))\\&=(3,1,2)-((4,6,2)+(6,-9,3))\\&=(3,1,2)-(10,-3,5)=(-7,4,-3)\end{aligned}$$

예제 3 $\vec{A}=(1,2,-3)$, $\vec{B}=(2,3,-1)$일 때 $\vec{X}$를 구하라.

$$\vec{A}-3\vec{X}=2\vec{B}$$

| 풀이 | $\vec{A}-3\vec{X}=2\vec{B}$

$$\begin{aligned}3\vec{X}=\vec{A}-2\vec{B}&=(1,2,-3)-2(2,3,-1)\\&=(1,2,-3)-(4,6,-2)=(1-4,2-6,-3+2)\\&=(-3,-4,-1)\end{aligned}$$

$\vec{X}=\left(-1,-\frac{4}{3},-\frac{1}{3}\right)$

예제 4 $\vec{P_1}=(-3,0)$, $\vec{P_2}=(0,-1)$ 일 때, $\frac{1}{2}(\vec{P_1}-\vec{P_2})$을 구하라.

| 풀이 | $\frac{1}{2}(\overrightarrow{P_1} - \overrightarrow{P_2}) = \frac{1}{2}((-3,0)-(0,-1))$

$$= \frac{1}{2}(-3,1) = (-\frac{3}{2}, \frac{1}{2})$$

4-6 벡터의 내적

공간에서 두 벡터 $\vec{a}$와 $\vec{b}$의 내적은 $|\vec{a}|$ 와 $|\vec{b}|$ 와 $\vec{a}$와 $\vec{b}$의 사잇각 θ의 곱으로 정한다. 기호로 나타내면

$$\boxed{\vec{a} \cdot \vec{b} = |\vec{a}||\vec{b}|\cos\theta}$$

이다.

벡터 내적의 정의로부터 $\vec{a}$와 $\vec{b}$의 사잇각이 $90°$이면 $\cos 90° = 0$이므로 $\vec{a} \cdot \vec{b} = |\vec{a}||\vec{b}|\cos\theta = 0$이고, 역으로 $\vec{a} \cdot \vec{b} = 0$이면 두 벡터 중 어느 하나가 영이거나 두 벡터가 직교함을 알 수 있다.

예제 1 $|\vec{a}| = 4$, $|\vec{b}| = 2$이고 $\vec{a}$와 $\vec{b}$의 사잇각 θ가 $\frac{\pi}{3}$일 때, $\vec{a} \cdot \vec{b}$을 구하라.

| 풀이 | $\vec{a} \cdot \vec{b} = |\vec{a}| \cdot |\vec{b}| = 4 \times 2 \times \cos\frac{\pi}{3} = 8 \times \frac{1}{2} = 4$

예제 2 아래 그림과 같이 한 변의 길이가 5인 정사각형에서 $\overrightarrow{AC} \cdot \overrightarrow{AB}$를 구하라.

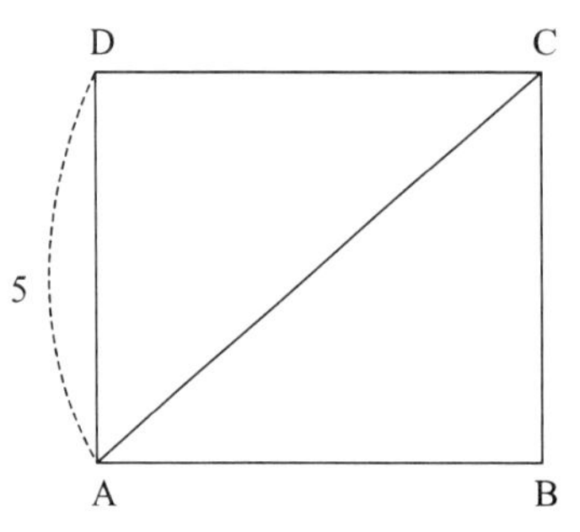

| 풀이 | $\overrightarrow{AC} \cdot \overrightarrow{AB} = 5\sqrt{2} \times 5 \times \cos\frac{\pi}{4} = 25\sqrt{2} \times \frac{\sqrt{2}}{2} = 25$

벡터 내적을 벡터의 성분을 이용하여 나타내자.

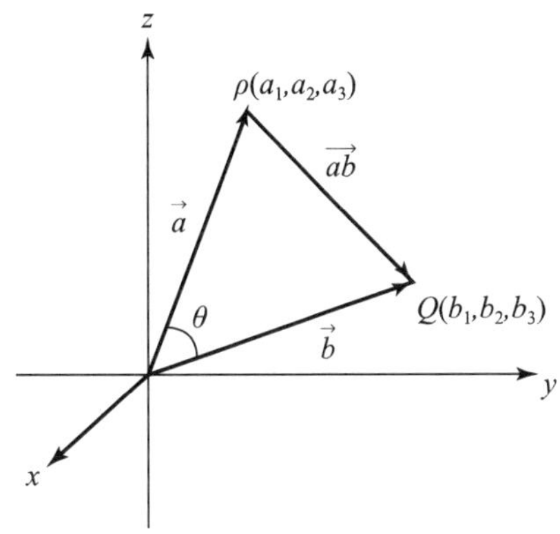

위 그림에서 cosine법칙을 사용하면 다음 식이 성립한다.

$$|\overrightarrow{ab}|^2 = |\vec{a}|^2 + |\vec{b}|^2 - 2|\vec{a}||\vec{b}|\cos\theta$$

여기에서 $\overrightarrow{ab} = \vec{b} - \vec{a}$ 이다.

벡터 내적의 정의로부터

$$\vec{a} \cdot \vec{b} = |\vec{a}||\vec{b}|\cos\theta = \frac{1}{2}(|\vec{a}|^2 + |\vec{b}|^2 - |\vec{b} - \vec{a}|^2)$$

이다. 또한 벡터의 크기는

$$|\vec{a}| = \sqrt{a_1^2 + a_2^2 + a_3^2}\ ,\ |\vec{b} - \vec{a}| = \sqrt{(b_1 - a_1)^2 + (b_2 - a_2)^2 + (b_3 - a_3)^2}$$

이므로

$$|\vec{a}|^2 = a_1^2 + a_2^2 + a_3^2,\ |\vec{b}|^2 = b_1^2 + b_2^2 + b_3^2, |\vec{b} - \vec{a}|^2 = (b_1 - a_1)^2 + (b_{2} - a_2)^2 + (b_{3} - a_3)^2$$

$$\vec{a} \cdot \vec{b} = \frac{1}{2}(|\vec{a}|^2 + |\vec{b}|^2 - |\vec{b} - \vec{a}|^2) = \frac{1}{2}(a_1^2 + a_2^2 + a_3^2 + b_1^2 + b_2^2 + b_3^2 -$$

$$(b_1 - a_1)^2 + (b_{2} - a_2)^2 + (b_{3} - a_3)^2)$$

$$\vec{a} \cdot \vec{b} = \frac{1}{2}(2a_1b_1 + 2a_2b_2 + 2a_3b_3) = a_1b_1 + a_2b_2 + a_3b_3$$

$$\boxed{\therefore \vec{a} \cdot \vec{b} = a_1b_1 + a_2b_2 + a_3b_3}$$

이 된다.

예제 1 두 벡터의 내적을 구하라.

(1) $\vec{A}=(2,3),\ \vec{B}=(5,-3)$ (2) $\vec{A}=(2,5,-3),\ \vec{B}=(6,-1,-3)$

풀이 (1) $A=(2,3),\ B=(5,-3)$

$\vec{A}\cdot\vec{B}=2\times5+3\times(-3)=10-9=1$

(2) $\vec{A}=(2,5,-3),\ \vec{B}=(6,-1,-3)$

$\vec{A}\cdot\vec{B}=2\times6+5\times(-1)+(-3)\times(-3)=12-5+9=16$

예제 2 $\vec{A}=(1,-2,3),\ \vec{B}=(-3,4,2)$ 이면 $\vec{A}\cdot\vec{B}=?\ \vec{B}\cdot\vec{A}=?$

풀이 $\vec{A}\cdot\vec{B}=1\times(-3)+(-2)\times4+3\times2=-3-8+6=-5$

$\vec{B}\cdot\vec{A}=-3\times1+4\times(-2)+2\times3=-3-8+6=-5$

위 예제로부터 $\vec{A}\cdot\vec{B}=\vec{B}\cdot\vec{A}$ 성립함을 알 수 있다.

벡터의 내적의 정의와 성분 표시로부터 두 벡터 사이각을 나타내면

$$\vec{a}\cdot\vec{b}=|\vec{a}||\vec{b}|\cos\theta$$

$$\cos\theta=\frac{\vec{a}\cdot\vec{b}}{|\vec{a}||\vec{b}|}=\frac{a_1b_1+a_2b_2+a_3b_3}{|\vec{a}||\vec{b}|}$$

이다.

예제 3 $\vec{A}=(2\sqrt{3},2),\ \vec{B}=(-4\sqrt{3},4)$일 때, 내적과 사잇각을 구하라.

풀이 $\vec{A}\cdot\vec{B}=2\sqrt{3}\times(-4\sqrt{3})+2\times4=-24+8=-16$ 이므로

$|\vec{A}|=\sqrt{(2\sqrt{3})^2+2^2}=4$

$|\vec{B}|=\sqrt{(-4\sqrt{3})^2+4^2}=8$

$\cos\theta=\frac{\vec{A}\cdot\vec{B}}{|\vec{A}||\vec{B}|}=\frac{-16}{32}=-\frac{1}{2}$

$\theta=120^\circ$

예제 4 $\vec{A}=(5,4,3),\ \vec{B}=(1,1,8)$일 때, 내적과 사잇각을 구하라.

풀이 $\vec{A}\cdot\vec{B}=(5+4+24)=33$이고

$|\vec{A}|=\sqrt{5^2+4^2+3^2}=\sqrt{50}=5\sqrt{2}$

$$|\vec{B}| = \sqrt{1^2+1^2+8^2} = \sqrt{66}$$

$$\cos\theta = \frac{\vec{A}\cdot\vec{B}}{|\vec{A}||\vec{B}|} = \frac{33}{5\sqrt{2}\ \sqrt{66}} = \frac{33}{57.44} = 0.57$$

$$\theta = 54.93^\circ$$

예제 5 두 벡터가 이루는 각을 말하라.

$$A = (5, 1, 4),\ B = (3,\ 0, -2)$$

| 풀이 |

$\vec{A}\cdot\vec{B} = (15+0-8) = 7$ 이고

$$|\vec{A}| = \sqrt{5^2+1^2+4^2} = \sqrt{42}$$

$$|\vec{B}| = \sqrt{3^2+0^2+(-2)^2} = \sqrt{13}$$

$$\cos\theta = \frac{\vec{A}\cdot\vec{B}}{|\vec{A}||\vec{B}|} = \frac{7}{\sqrt{42}\ \sqrt{13}} = \frac{7}{6.5\times 3.6} = 0.29$$

$$\theta = 72.6^\circ$$

$B\cdot B = |B|^2\cos 0 = |B|^2$ 이고

$A\cdot B > 0$ 이면 θ가 예각

$A\cdot B < 0$ 이면 θ가 둔각

$A\cdot B = 0$ 이면 θ가 직각(또는 직교) 이다.

벡터의 내적의 연산법칙

(1) 교환법칙 $\vec{A}\cdot\vec{B} = \vec{B}\cdot\vec{A}$

(2) 분배법칙 $\vec{A}\cdot(\vec{B}+\vec{C}) = \vec{A}\cdot\vec{B}+\vec{A}\cdot\vec{C} = (\vec{B}+\vec{C})\cdot\vec{A}$

(3) 결합법칙 $(x\vec{A})\cdot\vec{B} = x(\vec{A}\cdot\vec{B}),\ \ \vec{A}\cdot(x\vec{B}) = x(\vec{A}\cdot\vec{B})$ (단, x가 실수)

예제 6 $\vec{a}\cdot\vec{a} = |\vec{a}|^2$를 이용하여 다음 등식이 성립함을 증명하라.

$$|\vec{a}+\vec{b}|^2 = |\vec{a}|^2 + 2\vec{a}\cdot\vec{b} + |\vec{b}|^2$$

| 풀이 |

$$|\vec{a}+\vec{b}|^2 = (\vec{a}+\vec{b})\cdot(\vec{a}+\vec{b}) = \vec{a}\cdot\vec{a}+2\vec{a}\cdot\vec{b}+\vec{b}\cdot\vec{b}$$
$$= \vec{a}\cdot\vec{a}+2\vec{a}\cdot\vec{b}+\vec{b}\cdot\vec{b} == |\vec{a}|^2 + 2\vec{a}\cdot\vec{b}+|\vec{b}|^2$$

예제 7 다음 식을 증명하라.

$$|\vec{A}+\vec{B}|^2+|\vec{A}-\vec{B}|^2=2(|\vec{A}|^2+|\vec{B}|^2)$$

| 풀이 |

$$|\vec{A}+\vec{B}|^2=|\vec{A}|^2+2\vec{A}\cdot\vec{B}+|\vec{B}|^2$$
$$|\vec{A}-\vec{B}|^2=|\vec{A}|^2-2\vec{A}\cdot\vec{B}+|\vec{B}|^2$$
$$|\vec{A}+\vec{B}|^2+|\vec{A}-\vec{B}|^2=|\vec{A}|^2+2\vec{A}\cdot\vec{B}+|\vec{B}|^2+|\vec{A}|^2-2\vec{A}\cdot\vec{B}+|\vec{B}|^2$$
$$=2|\vec{A}|^2+2|\vec{B}|^2=2(|\vec{A}|^2+|\vec{B}|^2)$$

예제 8 $\vec{A}=(1,2)$, $\vec{B}=(4,2)$, $\vec{C}=(6,0)$라 할 때 다음을 구하라.

(1) $2(\vec{A}-\vec{B})-(7\vec{B}+\vec{C})$ (2) $3\vec{A}+\vec{B}-3\vec{C}$

| 풀이 |

(1) $2(\vec{A}-\vec{B})-(7\vec{B}+\vec{C})=2(1-4,2-2)-(7\times4+6,7\times2+0)$
$=2(-3,0)-(34,14)=(-40,-14)$

(2) $3\vec{A}+\vec{B}-3\vec{C}=(3,6)+(4,2)-(18,0)=(-11,8)$

예제 9 다음 두 벡터가 수직이 될 때 x 값을 구하라.

$$\vec{A}=(4,\ 2),\ \vec{B}=(\ 3,x)$$

| 풀이 |

$$\vec{A}\cdot\vec{B}=|\vec{A}||\vec{B}|\cos\theta=|\vec{A}||\vec{B}|\cos90^\circ=0$$
$$\vec{A}\cdot\vec{B}=3\times4+2\times x=12+2x=0$$
$$\therefore x=-6$$

어떤 벡터 $\vec{A}=(a_1,a_2,a_3)$에 대하여 $\left|\frac{1}{|\vec{A}|}\vec{A}\right|$를 구해보자.

$\left|\frac{1}{|\vec{A}|}\vec{A}\right|$에서 $|\vec{A}|=\sqrt{a_1^2+a_2^2+a_3^2}$이고,

$$\frac{\vec{A}}{|\vec{A}|}=\left(\frac{a_1}{\sqrt{a_1^2+a_2^2+a_3^2}},\quad\frac{a_2}{\sqrt{a_1^2+a_2^2+a_3^2}},\ \frac{a_3}{\sqrt{a_1^2+a_2^2+a_3^2}}\right)$$

이다. 따라서

$$\left|\frac{1}{|\vec{A}|}\vec{A}\right| = \sqrt{\frac{a_1^2 + a_2^2 + a_3^2}{a_1^2 + a_2^2 + a_3^2}} = 1$$

이다. 크기가 1인 벡터를 단위벡터라 한다.

표시는 $\vec{e}_1, \vec{e}_2, \vec{e}_3$이고, 임의의 벡터 $\vec{V}(v_1, v_2, v_3)$는 $\vec{V} = v_1\vec{e}_1 + v_2\vec{e}_2 + v_3\vec{e}_3$로 나타낼 수 있으며, 다음과 같은 식이 성립한다.

$$\vec{e}_1 \cdot \vec{e}_1 = 1,\ \vec{e}_2 \cdot \vec{e}_2 = 1,\ \vec{e}_3 \cdot \vec{e}_3 = 1$$
$$\vec{e}_1 \cdot \vec{e}_2 = 0 = \vec{e}_1 \cdot \vec{e}_2,\ \vec{e}_2 \cdot \vec{e}_3 = 0 = \vec{e}_3 \cdot \vec{e}_2,\ \vec{e}_1 \cdot \vec{e}_3 = 0 = \vec{e}_3 \cdot \vec{e}_1$$

예제 10 벡터 $\vec{V} = 3\vec{e_1} - 4\vec{e_2} + 2\vec{e_3}$와 x축이 이루는 각을 구하라.

| 풀이 | $\vec{V} \cdot \vec{e_1} = (3\vec{e_1} - 4\vec{e_2} + 2\vec{e_3}) \cdot \vec{e_1} = 3\vec{e_1} \cdot \vec{e_1} - 4\vec{e_2} \cdot \vec{e_1} + 2\vec{e_3} \cdot \vec{e_1}$

$= 3\vec{e_1} \cdot \vec{e_1} - 4\vec{e_2} \cdot \vec{e_1} + 2\vec{e_3} \cdot \vec{e_1} = 3 - 0 + 0 = 3$

$$\cos\theta = \frac{\vec{V} \cdot \vec{e_1}}{|\vec{V}||\vec{e_1}|} = \frac{3}{\sqrt{3^2 + (-4)^2 + 2^2}} = \frac{3}{5.4} = 0.55$$

$\theta = 56.2^\circ$

예제 11 $V = (v_1,\ v_2,\ v_3)$, $U = (u_1,\ u_2,\ u_3)$일 때 단위벡터를 사용하여 $U \cdot V = u_1v_1 + u_2v_2 + u_3v_3$임을 보여라.

| 풀이 | $U \cdot V = (u_1\vec{e}_1 + u_2\vec{e}_2 + u_3\vec{e}_3) \cdot (v_1\vec{e}_1 + v_2\vec{e}_2 + v_3\vec{e}_3)$

$U \cdot V = (u_1\vec{e_1}) \cdot (v_1\vec{e_1} + v_2\vec{e_2} + v_3\vec{e}_3) + (u_2\vec{e_2}) \cdot (v_1\vec{e_1} + v_2\vec{e_2} + v_3\vec{e}_3)$

$+ (u_3\vec{e_3}) \cdot (v_1\vec{e_1} + v_2\vec{e_2} + v_3\vec{e}_3)$

$= (u_1\vec{e_1}) \cdot (v_1\vec{e_1}) + (u_1\vec{e_1}) \cdot (v_2\vec{e_2}) + (u_1\vec{e_1}) \cdot (v_3\vec{e_3}) + (u_2\vec{e_2}) \cdot (v_1\vec{e_1})$

$+ (u_2\vec{e_2}) \cdot (v_2\vec{e_2}) + (u_2\vec{e_2}) \cdot (v_3\vec{e_3}) + (u_3\vec{e_3}) \cdot (v_1\vec{e_1}) + (u_3\vec{e_3}) \cdot (v_2\vec{e_2})$

$+ (u_3\vec{e_3}) \cdot (v_3\vec{e_3})$

$= u_1v_1 + u_2v_2 + u_3v_3$

예제 *12 이중초점렌즈에서 원용부의 광학중심점을 원점으로 하였을 때 근용 주시선이 위치벡터 $\vec{r}$(4 mm, −10 mm)의 점 P를 지난다. 이 렌즈의 양 주경선 S, T가 각 각 X과 이루는 각이 30°과 120° 이다. 위치벡터 $\vec{r}$이 각 주경선에 투영된 길이를 구하라.

풀이 $r_S = \vec{r} \cdot \overrightarrow{e_S},\ r_T = \vec{r} \cdot \overrightarrow{e_T}$에서

$\overrightarrow{e_S} = (\cos 30°, \sin 30°), \overrightarrow{e_T} = (\cos 120°, \sin 120°)$이므로

$$r_S = \vec{r} \cdot \overrightarrow{e_S} = (4, -10) \cdot (\cos 30°, \sin 30°) = 4\frac{\sqrt{3}}{2} + (-10 \times \frac{1}{2})$$

$$= 2\sqrt{3} + (-5) = 3.46 - 5 = -1.5mm$$

$$r_T = \vec{r} \cdot \overrightarrow{e_T} = (4, -10) \cdot (\cos 120°, \sin 120°)$$

$$= -4\frac{1}{2} + (-10 \times \frac{\sqrt{3}}{2}) = -2 - 5\sqrt{3}$$

$$= -10.7mm$$

4-7 벡터의 외적

$\vec{A}, \vec{B}$ 벡터의 외적은 벡터로 그 크기는 $\vec{A}, \vec{B}$를 이웃하는 평행사변형의 넓이이고 방향은 오른손을 $\vec{A}$에서 $\vec{B}$로 회전할 때 엄지방향이다. 기호로는 $\vec{A} \times \vec{B}$로 나타낸다.

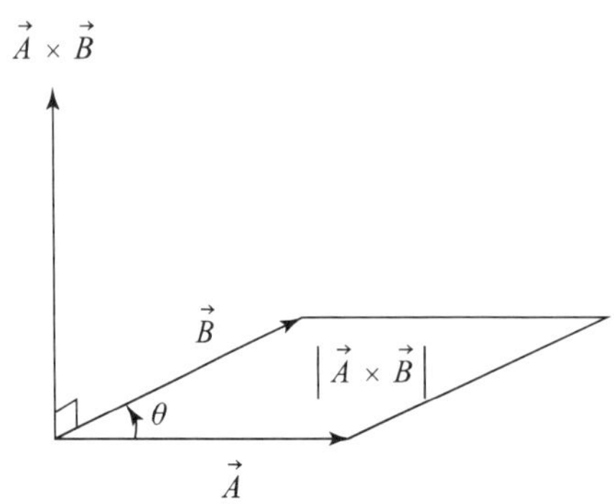

x, y, z축의 단위벡터를 각각 $\overrightarrow{e_1} = (1, 0, 0), \overrightarrow{e_2} = (0, 1, 0), \overrightarrow{e_3} = (0, 0, 1)$로 놓으면

$\overrightarrow{e_1} \times \overrightarrow{e_1}$ 에서 크기는 $1 \times 1 \times \sin 0° = 0$이다.

$\overrightarrow{e_1} \times \overrightarrow{e_2}$에서 크기는 $1 \times 1 \times \sin 90° = 1$이고, 방향은 z방향이므로 $\overrightarrow{e_3}$이다.

$\overrightarrow{e_1} \times \overrightarrow{e_3}$ 에서 크기는 $1 \times 1 \times \sin 90^\circ = 1$이고, 방향은 $-y$방향이므로 $-\overrightarrow{e_2}$이다.

그러므로 이와 같은 방법으로 하면

$$\overrightarrow{e_2} \times \overrightarrow{e_1} = -\overrightarrow{e_3} \quad \overrightarrow{e_2} \times \overrightarrow{e_2} = 0 \quad \overrightarrow{e_2} \times \overrightarrow{e_3} = \overrightarrow{e_1}$$

$$\overrightarrow{e_3} \times \overrightarrow{e_1} = \overrightarrow{e_2} \quad \overrightarrow{e_3} \times \overrightarrow{e_2} = -\overrightarrow{e_1} \quad \overrightarrow{e_3} \times \overrightarrow{e_3} = 0$$

$\vec{A} = (a_1, a_2, a_3)$, $\vec{B} = (b_1, b_2, b_3)$일 때 단위벡터를 이용하여 $\vec{A} \times \vec{B}$ 를 다른 표현으로 나타내보자.

$$\begin{aligned}
\vec{A} \times \vec{B} &= (a_1\overrightarrow{e_1} + a_2\overrightarrow{e_2} + a_3\overrightarrow{e_3}) \times (b_1\overrightarrow{e_1} + b_2\overrightarrow{e_2} + b_3\overrightarrow{e_3}) \\
&= a_1\overrightarrow{e_1} \times b_1\overrightarrow{e_1} + a_1\overrightarrow{e_1} \times b_2\overrightarrow{e_2} + a_1\overrightarrow{e_1} \times b_3\overrightarrow{e_3} + a_2\overrightarrow{e_2} \times b_1\overrightarrow{e_1} + a_2\overrightarrow{e_2} \times b_2\overrightarrow{e_2} \\
&\quad + a_2\overrightarrow{e_2} \times b_3\overrightarrow{e_3} + a_3\overrightarrow{e_3} \times b_1\overrightarrow{e_1} + a_3\overrightarrow{e_3} \times b_2\overrightarrow{e_2} + a_3\overrightarrow{e_3} \times b_3\overrightarrow{e_3} \\
&= 0 + a_1b_2\overrightarrow{e_3} - a_1b_3\overrightarrow{e_2} - a_2b_1\overrightarrow{e_3} + 0 + a_2b_3\overrightarrow{e_1} + a_3b_1\overrightarrow{e_2} - a_3b_2\overrightarrow{e_1} + 0 \\
&= (a_2b_3 - a_3b_2,\ a_3b_1 - a_1b_3,\ a_1b_2 - a_2b_1)
\end{aligned}$$

$$\boxed{\therefore \quad \vec{A} \times \vec{B} = (a_2b_3 - a_3b_2,\ a_3b_1 - a_1b_3,\ a_1b_2 - a_2b_1)}$$

예제 1 $\vec{A} = (2, 2, 3)$, $\vec{B} = (1, -2, 5)$일 때 $\vec{A} \times \vec{B}$ 를 구하라.

| 풀이 |

$$\begin{aligned}
\vec{A} \times \vec{B} &= (2, 2, 3) \times (1, -2, 5) \\
&= (2 \times 5 - 3 \times (-2), 3 \times 1 - 2 \times 5, 2 \times (-2) - 2 \times 1) \\
&= (10 - (-6), 3 - 10, -4 - 2) \\
&= (16, -7, -6)
\end{aligned}$$

예제 2 $\vec{A} = (1, 3, -2)$, $\vec{B} = (1, 0, 4)$, $\vec{C} = (2, 1, 5)$일 때 다음을 각각 구하라.

(1) $\vec{A} \times \vec{B}$, $\vec{B} \times \vec{A}$ (2) $(\vec{A} \times \vec{B}) \times \vec{C}$, $\vec{A} \times (\vec{B} \times \vec{C})$

| 풀이 | (1)

$$\begin{aligned}
\vec{A} \times \vec{B} &= (1, 3, -2) \times (1, 0, 4) \\
&= (3 \times 4 - (-2) \times 0, (-2) \times 1 - 1 \times 4, 1 \times 0 - 3 \times 1) \\
&= (12 - 0, -2 - 4, 0 - 3) \\
&= (12, -6, -3)
\end{aligned}$$

$$\vec{B} \times \vec{A} = (1, 0, 4) \times (1, 3, -2)$$

$= (0-4\times 3, 4\times 1-1\times(-2), 1\times 3-0\times 1)$

$= (-12, 6, 3)$

(2) $(\vec{A}\times\vec{B})\times\vec{C} = (12, -6, -3)\times(2, 1, 5)$

$= (-6\times 5-(-3)\times 1, (-3)\times 2-12\times 5, 12\times 1-(-6)\times 2)$

$= (-27, -66, 24)$

$\vec{A}\times(\vec{B}\times\vec{C}) = (1, 3, -2)\times(-4, 3, 1)$

$(\because \vec{B}\times\vec{C} = (1, 0, 4)\times(2, 1, 5)$

$= (0\times 5-4\times 1, 4\times 2-1\times 5, 1\times 1-0\times 2)$

$= (-4, 3, 1))$

$\vec{A}\times(\vec{B}\times\vec{C}) = (3\times 1-(-2)\times 3, (-2)\times(-4)-1\times 1, 1\times 3-(-4)\times 3)$

$= (9, 7, 15)$

위 예제로부터 벡터 외적에서 교환법칙과 결합법칙이 성립안함을 알 수 있다.

외적에 관한 계산법칙

(1) $\vec{A}\times\vec{B} = -(\vec{B}\times\vec{A})$

(2) $\vec{A}\times(\vec{B}+\vec{C}) = (\vec{A}\times\vec{B})+(\vec{A}\times\vec{C})$

$(\vec{A}+\vec{B})\times\vec{C} = (\vec{A}\times\vec{C})+(\vec{B}\times\vec{C})$

(3) $k(\vec{A}\times\vec{B}) = (\overrightarrow{kA})\times\vec{B} = \vec{A}\times(k\vec{B})$ (단, k는 상수)

$\vec{A}\times\vec{B}$는 $\vec{A}$와 $\vec{B}$에 각각 수직이며 다음 식이 성립한다.

(1) $\vec{A}\cdot(\vec{A}\times\vec{B}) = 0$

(2) $\vec{B}\cdot(\vec{A}\times\vec{B}) = 0$

예제 3 $\vec{A}$와 $\vec{B}$에 수직인 벡터를 구하라.

(1) $\vec{A} = (2, 3, 3)$, $\vec{B} = (3, 1, 1)$ (2) $\vec{A} = (1, 0, 2)$, $\vec{B} = (-1, 2, 3)$

풀이 $\vec{A}$와 $\vec{B}$에 수직인 벡터는 $\vec{A}\times\vec{B}$이다.

(1) $\vec{A}\times\vec{B} = (2, 3, 3)\times(3, 1, 1)$

$= (3\times 1-1\times 3, 3\times 3-2\times 1, 2\times 1-3\times 3)$

$$= (3-3, 9-2, 2-9)$$
$$= (0, 7, -7)$$

(2) $\vec{A} \times \vec{B} = (1, 0, 2) \times (-1, 2, 3)$
$$= (0 \times 3 - 2 \times 2, 2 \times (-1) - 1 \times 3, 1 \times 2 - 0 \times (-1))$$
$$= (-4, -5, 2)$$

예제 4 세 점 $\vec{P}(1, 3, 4)$, $\vec{Q}(2, 2, 0)$, $\vec{R}(1, 2, 4)$을 꼭짓점으로 하는 삼각형의 면적을 구하라.

풀이 $\overrightarrow{PQ} = (1, -1, -4)$, $\overrightarrow{PR} = (0, -1, 0)$이므로

$$\overrightarrow{PQ} \times \overrightarrow{PR} = (1, -1, -4) \times (0, -1, 0)$$
$$= ((-1) \times 0 - (-4) \times (-1), (-4) \times (0) - 1 \times 0, 1 \times -1 - (-1) \times (0))$$
$$= (-4, 0, -1)$$

$$S = \frac{1}{2}|\overrightarrow{PQ} \times \overrightarrow{PR}| = \frac{1}{2}\sqrt{(-4)^2 + 0^2 + (-1)^2} = \frac{1}{2}\sqrt{17}$$

예제 5 세 점 $\vec{P}$, $\vec{Q}$, $\vec{R}$를 꼭짓점으로 하는 삼각형의 면적을 구하라.

(1) $\vec{P}(1, 1, -2)$, $\vec{Q}(2, 1, 3)$, $\vec{R}(5, 4, 1)$ (2) $\vec{P}(2, 2, -1)$, $\vec{Q}(2, 2, 4)$, $\vec{R}(4, 2, 3)$

풀이 (1) $\overrightarrow{QP} = (-1, 0, -5)$, $\overrightarrow{QR} = (3, 3, -2)$이므로

$$\overrightarrow{QP} \times \overrightarrow{QR} = (-1, 0, -5) \times (3, 3, -2)$$
$$= (0 \times (-2) - (-5) \times 3, (-5) \times 3 - (-1) \times (-2), (-1) \times 3 - 0 \times 3)$$
$$= (15, -17, -3)$$

$$S = \frac{1}{2}|\overrightarrow{QP} \times \overrightarrow{QR}| = \frac{1}{2}\sqrt{15^2 + (-17)^2 + (-3)^2} = 11.4$$

(2) $\overrightarrow{PQ} = (0, 0, 5)$, $\overrightarrow{PR} = (2, 0, 4)$이므로

$$\overrightarrow{PQ} \times \overrightarrow{PR} = (0, 0, 5) \times (2, 0, 4)$$
$$= (0 \times 4 - 5 \times 0, 5 \times 2 - 0 \times 4, 0 \times 0 - 0 \times 2)$$
$$= (0, 10, 0)$$

$$S = \frac{1}{2}|\overrightarrow{PQ} \times \overrightarrow{PR}| = \frac{1}{2}\sqrt{0^2 + 10^2 + 0^2} = \frac{10}{2} = 5$$

예제 6 $\vec{A} = (a_1, a_2, a_3)$, $\vec{B} = (b_1, b_2, b_3)$, $\vec{C} = (c_1, c_2, c_3)$라 할 때,

$\vec{A} \cdot (\vec{B} \times \vec{C}) = a_1(b_2c_3 - b_3c_2) + a_2(b_3c_1 - b_1c_3) + a_3(b_1c_2 - b_2c_1)$임을 증명하라.

풀이 $\vec{A} \cdot (\vec{B} \times \vec{C})$에서

$$\vec{B}\times\vec{C} = (b_1, b_2, b_3)\times(c_1, c_2, c_3)$$
$$= (b_2c_3 - b_3c_2, b_3c_1 - b_1c_3, b_1c_2 - b_2c_1)$$
$$\vec{A}\cdot(\vec{B}\times\vec{C}) = (a_1, a_2, a_3)\cdot(b_2c_3 - b_3c_2, b_3c_1 - b_1c_3, b_1c_2 - b_2c_1)$$
$$= a_1(b_2c_3 - b_3c_2) + a_2(b_3c_1 - b_1c_3) + a_3(b_1c_2 - b_2c_1)$$

제4장 연습문제

1) $\overrightarrow{A}=(1,-2,3)$, $\overrightarrow{B}=(2,3,-2)$일 때 $\overrightarrow{X}$를 구하라.

(1) $\overrightarrow{A}-3\overrightarrow{X}=3\overrightarrow{B}$ (2) $\overrightarrow{A}+3\overrightarrow{X}=4\overrightarrow{B}+2\overrightarrow{X}$

2) $\overrightarrow{P_1}=(-2,1)$, $\overrightarrow{P_2}=(1,-2)$일 때, $\frac{1}{2}(\overrightarrow{P_1}-\overrightarrow{P_2})$을 구하라.

3) $\overrightarrow{A}=(3,-2,1)$, $\overrightarrow{B}=(2,2,1)$, $\overrightarrow{C}=(1,3,-2)$라 할 때, 다음을 구하라.

(1) $|\overrightarrow{A}-\overrightarrow{B}|$ (2) $|3\overrightarrow{A}-2\overrightarrow{B}+\overrightarrow{C}|$

4) 벡터 $\overrightarrow{AB}$의 성분을 나타내고, 그 크기를 구하라.

$$\overrightarrow{A}(2,0,-4),\ \overrightarrow{B}(3,2,1)$$

5) 프리즘 벡터 $\overrightarrow{P}$의 크기는 3.00(△)이고 x축과 이루는 각은 30° (Base 30°)이다. $\overrightarrow{P}$ 벡터의 x, y성분인 $\overrightarrow{P_x}$, $\overrightarrow{P_y}$를 구하라.

6) $\overrightarrow{P_1}$의 크기는 2.00(△)이고, x축과 이루는 각은 60°(Base 60°)이다. 또한 $\overrightarrow{P_2}$의 크기는 4.00(△) x축과 이루는 각은 120°(Base 120°)이다. 두 벡터를 합성한 벡터의 프리즘 굴절력(△)과 x축과 이루는 방향을 구하라.

7) $\overrightarrow{A}=(2,3,5)$, $\overrightarrow{B}=(2,3,8)$일 때, 내적과 사잇각을 구하라.

8) 다음 식을 증명하라.

$$|\overrightarrow{a}+\overrightarrow{b}|^2+|\overrightarrow{a}-\overrightarrow{b}|^2=2(|\overrightarrow{a}|^2+|\overrightarrow{b}|^2)$$

9) 벡터 $\overrightarrow{V}=5\overrightarrow{e_1}+3\overrightarrow{e_2}+\overrightarrow{e_3}$와 y축이 이루는 각을 구하라.

10) 이중초점렌즈에서 원용부의 광학중심점을 원점으로 하였을 때 근용 주시선이 위치벡터 $\vec{r}$ (3mm, -5mm)의 점 P를 지난다. 이 렌즈의 양 주경선 S, T가 각각 X과 이루는 각이 45 ° 과 135 ° 이다. 위치벡터 $\vec{r}$이 각 주경선에 투영된 길이를 구하라.

11) $\vec{A}=(3,1,4)$, $\vec{B}=(4,-1,3)$ 일 때 $\vec{A}\times\vec{B}$ 를 구하라.

12) 세 점 $\vec{P}(3,4,1)$, $\vec{Q}(0,2,2)$, $\vec{R}(2,4,1)$ 을 꼭짓점으로 하는 삼각형의 면적을 구하라.

제 5 장

행렬 들어가기

안경렌즈를 행렬로 표시하면 여러 가지 이점이 있다. 안경렌즈의 임의의 입사점에서 프리즘 량 계산을 쉽게 할 수 있으며, 토릭렌즈 합성 시 합성 토릭렌즈를 덧셈만으로 표시할 수 있다. 또한 2중 토릭렌즈에서 상의 도약을 쉽게 구할 수 있고 단안시와 양안시에 미치는 프리즘 영향을 정확하게 계산할 수 있으며, 이 때 안경렌즈의 굴절력은 2×2 행렬로 표시할 수 있다.

토릭렌즈의 경우 경선에 따라 안경배율이 달라 양 주경선과 평행하지 않은 모양의 시표를 볼 때, 수평 또는 수직 배율을 구하기가 쉽지 않다. 이러한 경우 배율을 행렬로 표시하면 간단하게 해결할 수 있다.

안경광학에서 사용되는 행렬은 2×2 행렬로 비교적 간단한 행렬이며 쉽게 계산할 수 있다. 이 장에서는 행렬의 정의, 행렬의 연산, 특수한 행렬, 역행렬을 다루도록 하겠다.

5. 행렬

5-1 행렬의 정의와 연산

수, 변수, 함수 등을 직사각형 또는 정사각형 모양으로 배열하여 놓은 것을 행렬이라고 하고, 그 배열은 행(가로 줄, row)과 열(세로 줄, column)로 구성되어 있다.

예) 세 개의 행과 네 개의 열

$$\begin{bmatrix} a_{11} & a_{12} & a_{13} & a_{14} \\ a_{21} & a_{22} & a_{23} & a_{23} \\ a_{31} & a_{32} & a_{33} & a_{34} \end{bmatrix}$$

일반적으로

$$\begin{bmatrix} a_{11} & a_{12} & \cdots\cdots & a_{1n} \\ a_{21} & a_{22} & \cdots\cdots & a_{2n} \\ \cdots & \cdots & \cdots & \cdots \\ a_{m1} & a_{m2} & \cdots\cdots & a_{mn} \end{bmatrix}$$

각 구성원소들을 A의 원소 또는 성분이라 한다. 여기서 a_{ij}는 제 i행, 제 j열의 성분이라고 한다. 제i행의 원소는 a_{i1}, a_{i2}, ... a_{in}이고, 제j열의 원소는 a_{1j}, a_{2j}, ... a_{nj}이다.

m개의 행과 n개의 열로 배열된 꼴을 $m \times n$ 행렬이라 하고, 특히 $n \times n$ 행렬을 n차 정방행렬이라 한다. $1 \times n$ 행렬을 n차원 행벡터, $m \times 1$행렬을 m차원 열벡터라고 한다.

예제 1 다음 행렬을 구별하여라.

a) $\begin{bmatrix} 1 & 2 & 3 \\ 4 & 5 & 6 \\ 2 & 3 & 4 \end{bmatrix}$ b) $\begin{bmatrix} 2 & 1 & -2 \end{bmatrix}$

c) $\begin{bmatrix} 4 \\ 3 \end{bmatrix}$

풀이 a) 3차 정방행렬
b) 3차원 행벡터
c) 2차원 열벡터

예제 2 다음 행렬에서 제2행과 제4열로 만든 행렬을 구하라.

$$\begin{bmatrix} 1 & 2 & -3 & -2 \\ 3 & 1 & 2 & -1 \\ -5 & 3 & 3 & 1 \end{bmatrix}$$

풀이 제2행으로 만든 1×4 행렬(4차원 행벡터)은 $\begin{bmatrix} 3 & 1 & 2 & -1 \end{bmatrix}$ 이고
제4열로 만든 3×1 행렬(3차원 열벡터)은 $\begin{bmatrix} -2 \\ -1 \\ 1 \end{bmatrix}$ 이다.

행렬표시는 $A=[a_{ij}]_{mn}$ 로 나타내며, A 행렬의 제 i행, 제 j열 의 원소인 a_{ij}가 $m\times n$으로 구성된 것을 나타낸다. 간단히 $A=[a_{ij}]$로 쓰기도 한다.

동등관계

두 행렬 A, B가 $A=B$이려면 $a_{ij}=b_{ij}$ 이어야 한다.

예제 3 x, y를 구하라.

$$\begin{bmatrix} 7-x \\ x-3 \end{bmatrix} = \begin{bmatrix} y \\ y+4 \end{bmatrix}$$

풀이 $7-x=y$
$x-3=y+4$
연립방정식을 풀면
$x-3=(7-x)+4$
$2x=14$
$x=7,\ y=0$

행렬의 덧셈과 뺄셈

$$A+B=[a_{ij}+b_{ij}] \qquad A-B=[a_{ij}-b_{ij}]$$

예제 4 $A=\begin{bmatrix}3 & 5\\4 & 6\end{bmatrix}$ $B=\begin{bmatrix}-1 & 0\\4 & 7\end{bmatrix}$를 더하고 빼라.

| 풀이 |

$$A+B=\begin{bmatrix}3 & 5\\4 & 6\end{bmatrix}+\begin{bmatrix}-1 & 0\\4 & 7\end{bmatrix}=\begin{bmatrix}3+(-1) & 5+0\\4+4 & 6+7\end{bmatrix}=\begin{bmatrix}2 & 5\\8 & 13\end{bmatrix}$$

$$A-B=\begin{bmatrix}3 & 5\\4 & 6\end{bmatrix}+\begin{bmatrix}-1 & 0\\4 & 7\end{bmatrix}=\begin{bmatrix}3-(-1) & 5-0\\4-4 & 6-7\end{bmatrix}=\begin{bmatrix}4 & 5\\0 & -1\end{bmatrix}$$

예제 5 다음 두 벡터를 합성하라.

$$\begin{bmatrix}C_1\cos 2\theta_1\\C_1\sin 2\theta_1\end{bmatrix}\quad\begin{bmatrix}C_2\cos 2\theta_2\\C_2\sin 2\theta_2\end{bmatrix}$$

| 풀이 |

$$\begin{bmatrix}C_1\cos 2\theta_1\\C_1\sin 2\theta_1\end{bmatrix}+\begin{bmatrix}C_2\cos 2\theta_2\\C_2\sin 2\theta_2\end{bmatrix}=\begin{bmatrix}C_1\cos 2\theta_1+C_2\cos 2\theta_2\\C_1\sin 2\theta_1+C_2\sin 2\theta_2\end{bmatrix}$$

예제 6 다음 두 벡터를 더하라.

$$\begin{bmatrix}-4.00\\0.00\end{bmatrix}\quad\begin{bmatrix}0.00\\-1.00\end{bmatrix}$$

| 풀이 |

$$\begin{bmatrix}-4.00\\0.00\end{bmatrix}+\begin{bmatrix}0.00\\-1.00\end{bmatrix}=\begin{bmatrix}-4.00\\-1.00\end{bmatrix}$$

행렬의 스칼라곱

행렬 $A=[a_{ij}]$와 스칼라 k의 곱은 $kA=[ka_{ij}]$로 나타낸다.

예제 7 $P=\begin{bmatrix}-4.00\\1.00\end{bmatrix}$일 때, $\frac{1}{2}P$를 구하라.

| 풀이 |

$$\frac{1}{2}P=\frac{1}{2}\begin{bmatrix}-4.00\\1.00\end{bmatrix}=\begin{bmatrix}-2.00\\0.50\end{bmatrix}$$

행렬의 곱셈

일반적인 경우

A가 $m\times n$행렬, B가 $n\times p$ 행렬이면 AB는 $m\times p$ 행렬

$$AB=\begin{bmatrix} a_{11} & a_{12} & \cdots\cdots & a_{1n} \\ a_{21} & a_{22} & \cdots\cdots & a_{2n} \\ \cdots & \cdots & \cdots & \cdots \\ a_{m1} & a_{m2} & \cdots\cdots & a_{mn} \end{bmatrix}\begin{bmatrix} b_{11} & b_{12} & \cdots\cdots & b_{1p} \\ b_{21} & b_{22} & \cdots\cdots & b_{2p} \\ \vdots & & & \\ b_{n1} & b_{n2} & \cdots\cdots & b_{np} \end{bmatrix}$$

$$=\begin{bmatrix} c_{11} & c_{12} & \cdots\cdots & c_{1p} \\ c_{21} & c_{22} & \cdots\cdots & c_{2p} \\ \cdots & \cdots & \cdots & \cdots \\ c_{m1} & c_{m2} & \cdots\cdots & c_{mp} \end{bmatrix}=C=[c_{ij}]$$

여기서, $[c_{ij}]=[a_{i1}\ a_{i2}\ \cdots\cdots\ a_{in}]\begin{bmatrix} b_{1j} \\ b_{2j} \\ \vdots \\ b_{nj} \end{bmatrix}=a_{i1}b_{1j}+a_{i2}b_{2j}+\cdots\cdots+a_{in}b_{nj}$

예제 8 $A=\begin{bmatrix} 3 & 5 \\ 4 & 6 \end{bmatrix}$ $B=\begin{bmatrix} -1 & 0 \\ 4 & 7 \end{bmatrix}$일 때, AB와 BA를 구하라.

|풀이| $AB=\begin{bmatrix} 3 & 5 \\ 4 & 6 \end{bmatrix}\begin{bmatrix} -1 & 0 \\ 4 & 7 \end{bmatrix}=\begin{bmatrix} 3\times(-1)+5\times4 & 3\times0+5\times7 \\ 4\times(-1)+6\times4 & 4\times0+6\times7 \end{bmatrix}$

$$=\begin{bmatrix} 17 & 35 \\ 20 & 42 \end{bmatrix}$$

$$BA=\begin{bmatrix} -1 & 0 \\ 4 & 7 \end{bmatrix}\begin{bmatrix} 3 & 5 \\ 4 & 6 \end{bmatrix}=\begin{bmatrix} (-1)\times3+0\times4 & (-1)\times5+0\times6 \\ 4\times3+7\times4 & 4\times5+7\times6 \end{bmatrix}$$

$$=\begin{bmatrix} -3 & -5 \\ 40 & 62 \end{bmatrix}$$

예제 9 다음 행렬의 곱셈을 구하라.

$$\begin{bmatrix} 5 & 3 & 2 \\ 3 & 0 & -1 \\ 1 & -3 & 0 \end{bmatrix}\begin{bmatrix} 1 & 4 \\ 1 & 3 \\ -2 & 2 \end{bmatrix}$$

| 풀이 |

$$\begin{bmatrix} 5 & 3 & 2 \\ 3 & 0 & -1 \\ 1 & -3 & 0 \end{bmatrix}\begin{bmatrix} 1 & 4 \\ 1 & 3 \\ -2 & 2 \end{bmatrix} = \begin{bmatrix} 5\times1+3\times1+2\times(-2) & 5\times4+3\times3+2\times2 \\ 3\times1+0\times1+(-1)\times(-2) & 3\times4+0\times3+(-1)\times2 \\ 1\times1+(-3)\times1+0\times(-2) & 1\times4+(-3)\times3+0\times2 \end{bmatrix}$$

$$= \begin{bmatrix} 4 & 33 \\ 5 & 10 \\ -2 & -5 \end{bmatrix}$$

3×3행렬과 3×2행렬의 곱은 3×2행렬이다.

예제 10 다음 행렬의 곱을 구하라.

$$A = \begin{bmatrix} -6.72 & -0.86 \\ -0.86 & -0.73 \end{bmatrix},\ B = \begin{bmatrix} -2.3 \\ 1.6 \end{bmatrix}$$

| 풀이 |

$$AB = \begin{bmatrix} -6.72 & -0.86 \\ -0.86 & -0.73 \end{bmatrix}\begin{bmatrix} -2.3 \\ 1.6 \end{bmatrix} = \begin{bmatrix} (-6.72)\times(-2.3)+(-0.86)\times1.6 \\ (-0.86)\times(-2.3)+(-0.73)\times1.6 \end{bmatrix}$$

$$= \begin{bmatrix} 15.45-1.37 \\ 1.97-1.16 \end{bmatrix} = \begin{bmatrix} 14.08 \\ 0.81 \end{bmatrix}$$

연산의 성질

행렬의 구성원소가 모두 0인 행렬을 영행렬(zero matrix)이라고 하면 행렬의 덧셈 성질은 다음과 같다.

행렬의 성질

(1) $A+B=B+A$
(2) $(A+B)+C=A+(B+C)$
(3) $(AB)C=A(BC)$
(4) $(A+B)C=AC+BC$
(5) $A(B+C)=AB+AC$
(6) $A+0=A,\ A+(-A)=0$
(7) $k(A+B)=kA+kB$
(8) $(k+l)A=kA+lA$
(9) $k(lA)=(kl)A$
(10) $(kA)B=k(AB)=A(kB)$
(11) $AB\neq BA$

예제 11 $A=\begin{bmatrix}1 & 2\\ 3 & 0\end{bmatrix},\ B=\begin{bmatrix}1 & 3\\ 2 & -1\end{bmatrix},\ C=\begin{bmatrix}-1 & 3\\ 1 & 3\end{bmatrix}$일 때, $A+B,\ B+C,\ (A+B)+C,\ A+(B+C)$을 구하라.

| 풀이 |

$$A+B=\begin{bmatrix}1 & 2\\ 3 & 0\end{bmatrix}+\begin{bmatrix}1 & 3\\ 2 & -1\end{bmatrix}=\begin{bmatrix}2 & 5\\ 5 & -1\end{bmatrix}$$

$$B+C=\begin{bmatrix}1 & 3\\ 2 & -1\end{bmatrix}+\begin{bmatrix}-1 & 3\\ 1 & 3\end{bmatrix}=\begin{bmatrix}0 & 6\\ 3 & 2\end{bmatrix}$$

$$(A+B)+C=\begin{bmatrix}2 & 5\\ 5 & -1\end{bmatrix}+\begin{bmatrix}-1 & 3\\ 1 & 3\end{bmatrix}=\begin{bmatrix}1 & 8\\ 6 & 2\end{bmatrix}$$

$$A+(B+C)=\begin{bmatrix}1 & 2\\ 3 & 0\end{bmatrix}+\begin{bmatrix}0 & 6\\ 3 & 2\end{bmatrix}=\begin{bmatrix}1 & 8\\ 6 & 2\end{bmatrix}$$

예제 12 $A=\begin{bmatrix}1 & 2\\ 3 & 0\end{bmatrix},\ B=\begin{bmatrix}2 & 2\\ 3 & -1\end{bmatrix},\ C=\begin{bmatrix}3 & 4\\ -2 & -1\end{bmatrix}$일 때, 다음을 구하라.

$$A(BC),\ (AB)C$$

| 풀이 | $A(BC)$에서 BC를 먼저 계산하면

$$BC=\begin{bmatrix}2 & 2\\ 3 & -1\end{bmatrix}\begin{bmatrix}3 & 4\\ -2 & -1\end{bmatrix}=\begin{bmatrix}2\times3+2\times(-2) & 2\times4+2\times(-1)\\ 3\times3+(-1)\times(-2) & 3\times4+(-1)\times(-1)\end{bmatrix}$$

$$=\begin{bmatrix}2 & 6\\ 11 & 13\end{bmatrix}$$

$$A(BC)=\begin{bmatrix}1 & 2\\ 3 & 0\end{bmatrix}\begin{bmatrix}2 & 6\\ 11 & 13\end{bmatrix}=\begin{bmatrix}1\times2+2\times11 & 1\times6+2\times13\\ 3\times2+0\times11 & 3\times6+0\times13\end{bmatrix}=\begin{bmatrix}24 & 32\\ 6 & 18\end{bmatrix}$$

$(AB)C$에서 AB를 먼저 계산하면

$$AB=\begin{bmatrix}1 & 2\\ 3 & 0\end{bmatrix}\begin{bmatrix}2 & 2\\ 3 & -1\end{bmatrix}=\begin{bmatrix}1\times2+2\times3 & 1\times2+2\times(-1)\\ 3\times2+0\times3 & 3\times2+0\times(-1)\end{bmatrix}=\begin{bmatrix}8 & 0\\ 6 & 6\end{bmatrix}$$

$$(AB)C=\begin{bmatrix}8 & 0\\ 6 & 6\end{bmatrix}\begin{bmatrix}3 & 4\\ -2 & -1\end{bmatrix}=\begin{bmatrix}8\times3+0\times(-2) & 8\times4+0\times(-1)\\ 6\times3+6\times(-2) & 6\times4+6\times(-1)\end{bmatrix}$$

$$=\begin{bmatrix}24 & 32\\ 6 & 18\end{bmatrix}$$

예제 13 $A=\begin{bmatrix}2 & 2\\ -3 & 1\\ 4 & 7\end{bmatrix}$, $B=\begin{bmatrix}1 & 4\\ -3 & 4\end{bmatrix}$, $C=\begin{bmatrix}5 & 4\\ 2 & 3\end{bmatrix}$일 때, 다음을 구하라.

$$(AB)C,\ A(BC)$$

| 풀이 | AB와 BC를 먼저 구하면

$$AB=\begin{bmatrix}2 & 2\\ -3 & 1\\ 4 & 7\end{bmatrix}\begin{bmatrix}1 & 4\\ -3 & 4\end{bmatrix}=\begin{bmatrix}2-6 & 8+8\\ -3-3 & -12+4\\ 4-21 & 16+28\end{bmatrix}=\begin{bmatrix}-4 & 16\\ -6 & -8\\ -17 & 44\end{bmatrix}$$

$$BC=\begin{bmatrix}1 & 4\\ -3 & 4\end{bmatrix}\begin{bmatrix}5 & 4\\ 2 & 3\end{bmatrix}=\begin{bmatrix}5+8 & 4+12\\ -15+8 & -12+12\end{bmatrix}=\begin{bmatrix}13 & 16\\ -7 & 0\end{bmatrix}$$

$$(AB)C=\begin{bmatrix}-4 & 16\\ -6 & -8\\ -17 & 44\end{bmatrix}\begin{bmatrix}5 & 4\\ 2 & 3\end{bmatrix}=\begin{bmatrix}-20+32 & -16+48\\ -30-16 & -24-24\\ -85+88 & -68+132\end{bmatrix}=\begin{bmatrix}12 & 32\\ -46 & -48\\ 3 & 64\end{bmatrix}$$

$$A(BC)=\begin{bmatrix}2 & 2\\ -3 & 1\\ 4 & 7\end{bmatrix}\begin{bmatrix}13 & 16\\ -7 & 0\end{bmatrix}=\begin{bmatrix}26-14 & 32+0\\ -39-7 & -48+0\\ 52-49 & 64+0\end{bmatrix}=\begin{bmatrix}12 & 32\\ -46 & -48\\ 3 & 64\end{bmatrix}$$

예제 14 $A=\begin{bmatrix}3 & 4\\ 1 & 2\end{bmatrix}$ $B=\begin{bmatrix}1 & 0\\ -1 & 1\end{bmatrix}$일 때, AB≠BA임을 보여라.

| 풀이 | $AB=\begin{bmatrix}3 & 4\\ 1 & 2\end{bmatrix}\begin{bmatrix}1 & 0\\ -1 & 1\end{bmatrix}=\begin{bmatrix}3-4 & 0+4\\ 1-2 & 0+2\end{bmatrix}=\begin{bmatrix}-1 & 4\\ -1 & 2\end{bmatrix}$

$$BA = \begin{bmatrix} 1 & 0 \\ -1 & 1 \end{bmatrix}\begin{bmatrix} 3 & 4 \\ 1 & 2 \end{bmatrix} = \begin{bmatrix} 3+0 & 4+0 \\ -3+1 & -4+2 \end{bmatrix} = \begin{bmatrix} 3 & 4 \\ -2 & -2 \end{bmatrix}$$

5-2 특수한 행렬

대각행렬, 스칼라행렬, 항등행렬

정방행렬에서 주대각선의 원소를 제외한 모든 원소가 0인 행렬을 대각행렬(diagonal matrix)이라고 한다. 행렬의 원소 $A = [a_{ij}]_{nn}$에서 서로 같지 않은 임의의 i, j에 대해서 $a_{ij} = 0$임을 의미한다.

예 1 아래와 같은 정방행렬은 모두 대각행렬이다.

$$\begin{bmatrix} 2 & 0 & 0 \\ 0 & 3 & 0 \\ 0 & 0 & 1 \end{bmatrix} \quad \begin{bmatrix} 2 & 0 & 0 \\ 0 & 1 & 0 \\ 0 & 0 & 0 \end{bmatrix} \quad \begin{bmatrix} 3 & 0 & 0 \\ 0 & 1 & 0 \\ 0 & 0 & 1 \end{bmatrix}$$

대각행렬로서 주대각선의 모든 원소가 같은 값을 갖는 행렬을 스칼라 행렬(scalar matrix)이라고 한다.

예 2 아래와 같은 대각행렬은 모두 스칼라행렬이다.

$$\begin{bmatrix} 3 & 0 & 0 \\ 0 & 3 & 0 \\ 0 & 0 & 3 \end{bmatrix} \quad \begin{bmatrix} 2 & 0 & 0 \\ 0 & 2 & 0 \\ 0 & 0 & 2 \end{bmatrix}$$

대각행렬로서 주대각선의 모든 원소가 1인 행렬 I_n 또는 I을 항등행렬(identity matrix)이라고 한다.

예 3 아래와 같은 대각행렬은 항등행렬이다.

$$\begin{bmatrix} 1 & 0 & 0 \\ 0 & 1 & 0 \\ 0 & 0 & 1 \end{bmatrix}$$

스칼라 행렬 A라 하면

$$A = rI_n$$

을 만족한다.

예제 1 $A = \begin{bmatrix} -4 & 0 \\ 0 & -4 \end{bmatrix}$일 때, $A = -4I_2$임을 밝혀라.

| 풀이 | $A = \begin{bmatrix} -4 & 0 \\ 0 & -4 \end{bmatrix} = -4\begin{bmatrix} 1 & 0 \\ 0 & 1 \end{bmatrix} = -4I_2$

예제 2 $A = \begin{bmatrix} 1 & 2 & 3 \\ 4 & 5 & 0 \end{bmatrix}$, $I_2 = \begin{bmatrix} 1 & 0 \\ 0 & 1 \end{bmatrix}$, $I_3 = \begin{bmatrix} 1 & 0 & 0 \\ 0 & 1 & 0 \\ 0 & 0 & 1 \end{bmatrix}$일 때, $AI_3 = A$, $I_2A = A$임을 밝혀라.

| 풀이 |

$$AI_3 = \begin{bmatrix} 1 & 2 & 3 \\ 4 & 5 & 0 \end{bmatrix}\begin{bmatrix} 1 & 0 & 0 \\ 0 & 1 & 0 \\ 0 & 0 & 1 \end{bmatrix} = \begin{bmatrix} 1 & 2 & 3 \\ 4 & 5 & 0 \end{bmatrix} = A$$

$$I_2A = \begin{bmatrix} 1 & 0 \\ 0 & 1 \end{bmatrix}\begin{bmatrix} 1 & 2 & 3 \\ 4 & 5 & 0 \end{bmatrix} = \begin{bmatrix} 1 & 2 & 3 \\ 4 & 5 & 0 \end{bmatrix} = A$$

A가 $m \times n$ 행렬, I_n은 n차 항등행렬, I_m은 m차 항등행렬이면 $I_mA = AI_n = A$이 성립된다.

전치행렬

행과 열의 서로 바꾸어 놓은 행렬을 전치행렬(transpose matrix)이라고 하고 A^T로 나타낸다. 즉, $A=(a_{ij})_{m\times n}$이라고 하면 $A^T=(a_{ji})_{n\times m}$로 나타낸다.

예제 3 $A=\begin{bmatrix}3 & 4\\7 & 2\end{bmatrix}$, $B=\begin{bmatrix}-5 & 1\\3 & 1\end{bmatrix}$일 때,

(1) A^T를 구하라.

(2) $(A^T)^T=A$임을 밝혀라.

(3) $(A+B)^T=A^T+B^T$임을 밝혀라.

(4) $(AB)^T=B^TA^T$임을 밝혀라.

| 풀이 | (1) $A^T=\begin{bmatrix}3 & 7\\4 & 2\end{bmatrix}$

(2) $(A^T)^T=\begin{bmatrix}3 & 7\\4 & 2\end{bmatrix}^T=\begin{bmatrix}3 & 4\\7 & 2\end{bmatrix}=A$

(3) $(A+B)^T=\begin{bmatrix}-2 & 5\\10 & 3\end{bmatrix}^T=\begin{bmatrix}-2 & 10\\5 & 3\end{bmatrix}$

$A^T+B^T=\begin{bmatrix}3 & 7\\4 & 2\end{bmatrix}+\begin{bmatrix}-5 & 3\\1 & 1\end{bmatrix}=\begin{bmatrix}-2 & 10\\5 & 3\end{bmatrix}$

$\therefore (A+B)^T=A^T+B^T$

(4) $(AB)^T=\left[\begin{bmatrix}3 & 4\\7 & 2\end{bmatrix}\begin{bmatrix}-5 & 1\\3 & 1\end{bmatrix}\right]^T=\begin{bmatrix}-15+12 & 3+4\\-35+6 & 7+2\end{bmatrix}^T=\begin{bmatrix}-3 & 7\\-29 & 9\end{bmatrix}^T$

$=\begin{bmatrix}-3 & -29\\7 & 9\end{bmatrix}$

$B^TA^T=\begin{bmatrix}-5 & 1\\3 & 1\end{bmatrix}^T\begin{bmatrix}3 & 4\\7 & 2\end{bmatrix}^T=\begin{bmatrix}-5 & 3\\1 & 1\end{bmatrix}\begin{bmatrix}3 & 7\\4 & 2\end{bmatrix}$

$=\begin{bmatrix}-15+12 & -35+6\\3+4 & 7+2\end{bmatrix}=\begin{bmatrix}-3 & -29\\7 & 9\end{bmatrix}$

$\therefore (AB)^T=B^TA^T$

대칭행렬과 교대행렬

정방행렬 A가 $A^T=A$를 만족하는 때 A를 대칭행렬(symmetric matrix)이라 하고, $A^T=-A$를 만족하는 때 A를 교대행렬(skew-symmetric matrix)이라고 한다.

예제 4 $A = \begin{bmatrix} 1 & 2 & 3 \\ 2 & 4 & -2 \\ 3 & -2 & 0 \end{bmatrix}$ 은 대칭행렬이고, $B = \begin{bmatrix} 0 & 1 & -2 \\ -1 & 0 & 3 \\ 2 & -3 & 0 \end{bmatrix}$ 은 교대행렬이다.

행렬 $A = [a_{ij}]$ 가 교대행렬이면 모든 i 에 대하여 $a_{ii} = 0$ 임을 증명하라.

| 풀이 | $A = \begin{bmatrix} a_{11} & a_{12} & \cdots\cdots & a_{1n} \\ a_{21} & a_{22} & \cdots\cdots & a_{2n} \\ \cdots & \cdots & \cdots & \cdots \\ a_{m1} & a_{n2} & \cdots\cdots & a_{nn} \end{bmatrix}$ $A^T = \begin{bmatrix} a_{11} & a_{21} & \cdots\cdots & a_{n1} \\ a_{12} & a_{22} & \cdots\cdots & a_{n2} \\ \vdots & & & \\ a_{1n} & a_{2n} & \cdots\cdots & a_{nn} \end{bmatrix}$

$A^T = -A$ 즉 $A^T + A = 0_{nn}$

$$A^T + A = \begin{bmatrix} a_{11} & a_{21} & \cdots\cdots & a_{n1} \\ a_{12} & a_{22} & \cdots\cdots & a_{n2} \\ \cdots & \cdots & \cdots & \cdots \\ a_{1m} & a_{2n} & \cdots\cdots & a_{nn} \end{bmatrix} + \begin{bmatrix} a_{11} & a_{12} & \cdots\cdots & a_{1n} \\ a_{21} & a_{22} & \cdots\cdots & a_{2n} \\ \vdots & & & \\ a_{n1} & a_{n2} & \cdots\cdots & a_{nn} \end{bmatrix}$$

$$= \begin{bmatrix} 2a_{11} & a_{12} + a_{21} & \cdots\cdots & a_{1n} + a_{n1} \\ a_{12} + a_{21} & 2a_{22} & \cdots\cdots & a_{n2} + a_{2n} \\ \cdots & \cdots & \cdots & \cdots \\ a_{1n} + a_{n1} & a_{2n} + a_{n2} & \cdots\cdots & 2a_{nn} \end{bmatrix} == \begin{bmatrix} 0 & 0 & \cdots\cdots & 0 \\ 0 & 0 & \cdots\cdots & 0 \\ \vdots & \vdots & & \vdots \\ 0 & 0 & \cdots\cdots & 0 \end{bmatrix}$$

$2a_{11} = 2a_{22} = 2a_{33} = \cdots\cdots = 2a_{nn} = 0$

$\therefore a_{ii=0}$

예제 5 임의의 정방행렬 A는 대칭행렬과 교대행렬의 합으로 표시할 수 있음을 증명하라.

| 풀이 | $(\frac{A + A^T}{2})^T = \frac{A^T + (A^T)^T}{2} = \frac{A^T + A}{2} = \frac{A + A^T}{2}$ 대칭행렬

$(\frac{A - A^T}{2})^T = \frac{A^T - (A^T)^T}{2} = \frac{A^T - A}{2} = -(\frac{A - A^T}{2})$ 교대행렬

$A = \frac{A^T + A}{2} + (\frac{A - A^T}{2})$ 이므로 대칭행렬과 교대행렬의 합으로 표시할 수 있다.

예제 6 $A=\begin{bmatrix} 3 & 5 \\ 4 & 2 \end{bmatrix}$ 를 대칭행렬과 교대행렬의 합으로 표시하라.

$$A^T=\begin{bmatrix} 3 & 4 \\ 5 & 2 \end{bmatrix}$$

$$\frac{A+A^T}{2}=\frac{1}{2}\begin{bmatrix} 6 & 9 \\ 9 & 4 \end{bmatrix}=\begin{bmatrix} 3 & \frac{9}{2} \\ \frac{9}{2} & 2 \end{bmatrix}$$

$$\frac{A-A^T}{2}=\frac{1}{2}\begin{bmatrix} 0 & 1 \\ -1 & 0 \end{bmatrix}=\begin{bmatrix} 0 & \frac{1}{2} \\ -\frac{1}{2} & 0 \end{bmatrix}$$

$$\begin{bmatrix} 3 & 5 \\ 4 & 2 \end{bmatrix}=\begin{bmatrix} 3 & \frac{9}{2} \\ \frac{9}{2} & 2 \end{bmatrix}+\begin{bmatrix} 0 & \frac{1}{2} \\ -\frac{1}{2} & 0 \end{bmatrix}$$

예제 7 $A=\begin{bmatrix} 2 & 6 \\ -4 & 8 \end{bmatrix}$ 를 대칭행렬과 교대행렬의 합으로 표시하라.

| 풀이 |

$$A^T=\begin{bmatrix} 2 & -4 \\ 6 & 8 \end{bmatrix}$$

$$\frac{A+A^T}{2}=\frac{1}{2}\begin{bmatrix} 4 & 2 \\ 2 & 16 \end{bmatrix}=\begin{bmatrix} 2 & 1 \\ 1 & 8 \end{bmatrix}$$

$$\frac{A-A^T}{2}=\frac{1}{2}\begin{bmatrix} 0 & 10 \\ -10 & 0 \end{bmatrix}=\begin{bmatrix} 0 & 5 \\ -5 & 0 \end{bmatrix}$$

$$\begin{bmatrix} 2 & 6 \\ -4 & 8 \end{bmatrix}=\begin{bmatrix} 2 & 1 \\ 1 & 8 \end{bmatrix}+\begin{bmatrix} 0 & 5 \\ -5 & 0 \end{bmatrix}$$

5-3 역행렬과 연립방정식

행렬 A가 n차 정방행렬로서

$$AB = BA = I_n$$

을 만족하는 n차 정방행렬 B가 존재할 때 A는 정칙행렬이라 하고 B는 A의 역행렬이라 한다.

예제 1 $A = \begin{bmatrix} 2 & 3 \\ 4 & 1 \end{bmatrix}$, $B = \begin{bmatrix} -\frac{1}{10} & \frac{3}{10} \\ \frac{2}{5} & -\frac{1}{5} \end{bmatrix}$이면 B는 A의 역행렬임을 증명하라.

풀이 $AB = BA = \begin{bmatrix} 1 & 0 \\ 0 & 1 \end{bmatrix} = I_2$이므로 A와 B는 모두 정칙행렬이고 B는 A의 역행렬이다.

또 다른 역행렬 C가 존재한다면 CA=AC=I이므로

$$C = CI = C(AB) = (CA)B = IB = B$$

가 성립한다. 즉, A의 역행렬은 유일함을 알 수 있다.

A의 역행렬 B를 A^{-1}로 표시한다.

$$(A^{-1})^{-1} = A, \ (AB)^{-1} = B^{-1}A^{-1}, \ (A^T)^{-1} = (A^{-1})^T$$

을 역행렬이 유일하다는 사실로부터 쉽게 증명할 수 있다.

예제 2 행렬 $A = \begin{bmatrix} a & b \\ c & d \end{bmatrix}$의 역행렬 $A^{-1} = \begin{bmatrix} \frac{d}{ad-bc} & \frac{-b}{ad-bc} \\ \frac{-c}{ad-bc} & \frac{a}{ad-bc} \end{bmatrix}$임을 밝혀라. 단 $ad-bc \neq 0$

풀이 $AA^{-1} = \begin{bmatrix} a & b \\ c & d \end{bmatrix} \begin{bmatrix} \frac{d}{ad-bc} & \frac{-b}{ad-bc} \\ \frac{-c}{ad-bc} & \frac{a}{ad-bc} \end{bmatrix} = \begin{bmatrix} 1 & 0 \\ 0 & 1 \end{bmatrix}$이고 같은 방법으로

$A^{-1}A = I$임을 알 수 있다.

예제 3 $A=\begin{bmatrix}2 & -3\\1 & 2\end{bmatrix}$의 역행렬을 구하라.

| 풀이 | $A^{-1}=\begin{bmatrix}\frac{d}{ad-bc} & \frac{-b}{ad-bc}\\ \frac{-c}{ad-bc} & \frac{a}{ad-bc}\end{bmatrix}$

$=\begin{bmatrix}\frac{2}{7} & \frac{3}{7}\\ \frac{-1}{7} & \frac{2}{7}\end{bmatrix}$

예제 4 $A=\begin{bmatrix}-i & 0\\0 & -1\end{bmatrix}$의 역행렬을 구하라. 단, $i=\sqrt{-1}$.

| 풀이 | $A^{-1}=\begin{bmatrix}\frac{-1}{i} & \frac{0}{i}\\ \frac{0}{i} & \frac{-i}{i}\end{bmatrix}$

$=\begin{bmatrix}i & 0\\0 & -1\end{bmatrix}$

예제 5 $A=\begin{bmatrix}1 & 0\\0 & 2\end{bmatrix}$, $B=\begin{bmatrix}3 & 1\\2 & 4\end{bmatrix}$에서 $(AB)^{-1}=B^{-1}A^{-1}$임을 확인하라.

| 풀이 | $AB=\begin{bmatrix}1 & 0\\0 & 2\end{bmatrix}\begin{bmatrix}3 & 1\\2 & 4\end{bmatrix}=\begin{bmatrix}3 & 1\\4 & 8\end{bmatrix}$

$(AB)^{-1}=\begin{bmatrix}3 & 1\\4 & 8\end{bmatrix}^{-1}=\begin{bmatrix}\frac{8}{20} & \frac{-1}{20}\\ \frac{-4}{20} & \frac{3}{20}\end{bmatrix}$

$B^{-1}=\begin{bmatrix}3 & 1\\2 & 4\end{bmatrix}^{-1}=\begin{bmatrix}\frac{4}{10} & \frac{-1}{10}\\ \frac{-2}{10} & \frac{3}{10}\end{bmatrix}$

$$A^{-1}=\begin{bmatrix}1 & 0\\ 0 & 2\end{bmatrix}^{-1}=\begin{bmatrix}1 & 0\\ 0 & \frac{1}{2}\end{bmatrix}$$

$$B^{-1}A^{-1}=\begin{bmatrix}\frac{4}{10} & \frac{-1}{10}\\ \frac{-2}{10} & \frac{3}{10}\end{bmatrix}\begin{bmatrix}1 & 0\\ 0 & \frac{1}{2}\end{bmatrix}=\begin{bmatrix}\frac{4}{10} & -\frac{1}{20}\\ -\frac{2}{10} & \frac{3}{20}\end{bmatrix}$$

$$\therefore\ (AB)^{-1}=B^{-1}A^{-1}$$

연립방정식을 역행렬을 이용하여 방정식의 해를 구할 수 있다.

예제 6 연립방정식의 해를 구하라.

$$\begin{cases}6x+5y=16\\ 9x+6y=21\end{cases}$$

| 풀이 | $A=\begin{bmatrix}6 & 5\\ 9 & 6\end{bmatrix}$, $X=\begin{bmatrix}x\\ y\end{bmatrix}$, $B=\begin{bmatrix}16\\ 21\end{bmatrix}$ 이라 놓으면 $AX=B$가 된다.

$A^{-1}=\begin{bmatrix}-\frac{6}{9} & \frac{5}{9}\\ 1 & -\frac{6}{9}\end{bmatrix}$ 이다.

$A^{-1}AX=A^{-1}B$ 또는 $X=A^{-1}B$

따라서,

$$\begin{bmatrix}x\\ y\end{bmatrix}=\begin{bmatrix}-\frac{2}{3} & \frac{5}{9}\\ 1 & -\frac{2}{3}\end{bmatrix}\begin{bmatrix}16\\ 21\end{bmatrix}=\begin{bmatrix}-\frac{32}{3}+\frac{105}{9}\\ 16-14\end{bmatrix}=\begin{bmatrix}1\\ 2\end{bmatrix}$$

이므로 해는 $x=1$, $y=2$이다.

예제 7 연립방정식을 풀어라.

$$\begin{cases}2x+3y=9\\ 3x+y=10\end{cases}$$

| 풀이 | $A=\begin{bmatrix} 2 & 3 \\ 3 & 1 \end{bmatrix}$, $X=\begin{bmatrix} x \\ y \end{bmatrix}$, $B=\begin{bmatrix} 9 \\ 10 \end{bmatrix}$이라 놓으면 $AX=B$가 된다.

$A^{-1}=\begin{bmatrix} -\frac{1}{7} & \frac{3}{7} \\ \frac{3}{7} & -\frac{2}{7} \end{bmatrix}$이다.

$A^{-1}AX=A^{-1}B$ 또는 $X=A^{-1}B$

따라서,

$$\begin{bmatrix} x \\ y \end{bmatrix}=\begin{bmatrix} -\frac{1}{7} & \frac{3}{7} \\ \frac{3}{7} & -\frac{2}{7} \end{bmatrix}\begin{bmatrix} 9 \\ 10 \end{bmatrix}=\begin{bmatrix} -\frac{9}{7}+\frac{30}{7} \\ \frac{27}{7}-\frac{20}{7} \end{bmatrix}=\begin{bmatrix} 3 \\ 1 \end{bmatrix}$$

이므로 해는 $x=3$, $y=1$이다.

예제 8 행렬방정식 $AXB=C$에서 A와 B의 역행렬이 존재하면 $X=A^{-1}CB^{-1}$임을 밝혀라.

| 풀이 | $A^{-1}AXB=A^{-1}C \rightarrow IXB=XB=A^{-1}C$

$XBB^{-1}=A^{-1}CB^{-1} \rightarrow XI=X=A^{-1}CB^{-1}$

제5장 연습문제

1) $A=\begin{bmatrix} 0 & 1 & 0 \\ 1 & 0 & 0 \\ 3 & 2 & 0 \end{bmatrix}$에 대하여 A^2을 구하라.

2) 다음 행렬의 곱을 구하라.

$$A=\begin{bmatrix} -5.00 & -0.50 \\ -0.50 & -0.75 \end{bmatrix},\ B=\begin{bmatrix} -1.50 \\ 2.50 \end{bmatrix}$$

3) 다음 행렬의 곱셈을 구하라.

$$\begin{bmatrix} 3 & 2 & 1 \\ 2 & 1 & 0 \\ 2 & -2 & 1 \end{bmatrix}\begin{bmatrix} 3 & 2 \\ 3 & 1 \\ 2 & -3 \end{bmatrix}$$

4) $A=\begin{bmatrix} 3 & 4 \\ 5 & -6 \end{bmatrix}$를 대칭행렬과 교대행렬의 합으로 표시하라.

5) $A=\begin{bmatrix} 3 & -4 \\ 2 & 1 \end{bmatrix}$의 역행렬을 구하라.

6) 역행렬을 이용하여 연립방정식의 해를 구하라.

$$x+4y=8$$
$$2x+2y=12$$

7) 연립방정식의 해를 구하라.

$$5x+8y=18$$
$$6x+7y=15$$

제 6 장

행렬식 들어가기

안경광학에서 행렬식을 이용하여 굴절력행렬이 대략적으로 무엇을 나타내는지 알 수 있으며, 굴절력행렬을 S, C로 전환할 때 행렬식을 이용하여 식을 유도할 수 있다.

또한 기하광학이나 물리광학에서 연립방정식을 풀 때 행렬식에서 소개하는 Cramer의 공식에 의하여 풀면 쉽게 풀 수 있다.

이 장에는 행렬식의 정의, 행렬식의 성질과 계산, 역행렬 소개 및 연립방정식을 Cramer의 공식에 의하여 푸는 방법을 소개하고자 한다.

6. 행렬식

6-1 행렬식

일반적인 2원 일차방정식의 일반해를 구해보자.

$$\begin{cases} a_1x + b_1y = c_1 \\ a_2x + b_2y = c_2 \end{cases}$$

해를 구하기 위해 두 방정식에 $b_{2,}\ b_1$를 곱하고 각 변끼리 빼주면

$$(a_1b_2 - a_2b_1)x = c_1b_2 - c_2b_1$$

이고, 또한 두 방정식에 $a_{2,}\ a_1$을 곱하고 빼주면

$$(a_1b_2 - a_2b_1)y = a_1c_2 - a_2c_1$$

이다. 따라서 연립방정식의 일반해는

$$x = \frac{c_1b_2 - c_2b_1}{a_1b_2 - a_2b_1},\ y = \frac{a_1c_2 - a_2c_1}{a_1b_2 - a_2b_1}$$

이다.

$a_1b_2 - a_2b_1$을 $\begin{vmatrix} a_1 & b_1 \\ a_2 & b_2 \end{vmatrix}$로 표시하면

해는 $\begin{vmatrix} a_1 & b_1 \\ a_2 & b_2 \end{vmatrix} \neq 0$일 때 $x = \dfrac{\begin{vmatrix} c_1 & b_1 \\ c_2 & b_2 \end{vmatrix}}{\begin{vmatrix} a_1 & b_1 \\ a_2 & b_2 \end{vmatrix}}$, $y = \dfrac{\begin{vmatrix} a_1 & c_1 \\ a_2 & c_2 \end{vmatrix}}{\begin{vmatrix} a_1 & b_1 \\ a_2 & b_2 \end{vmatrix}}$이다.

여기서 계수행렬 $\begin{vmatrix} a_1 & b_1 \\ a_2 & b_2 \end{vmatrix}$의 행렬식(determinant)을 $a_1b_2 - a_2b_1$으로 정의하고 $\begin{vmatrix} a_1 & b_1 \\ a_2 & b_2 \end{vmatrix}$로 쓴다.

(1) n차 정방행렬

$$A = \begin{bmatrix} a_{11} & a_{12} & \cdots\cdots & a_{1n} \\ a_{21} & a_{22} & \cdots\cdots & a_{2n} \\ \cdots & \cdots & \cdots & \cdots \\ a_{n1} & a_{n2} & \cdots\cdots & a_{nn} \end{bmatrix}$$

에 대응하는 행렬식 $|A|$ 를 n차 행렬식이라 하고, 이를

$$|A| = \begin{vmatrix} a_{11} & a_{12} & \cdots\cdots & a_{1n} \\ a_{21} & a_{22} & \cdots\cdots & a_{2n} \\ \cdots & \cdots & \cdots & \cdots \\ a_{n1} & a_{n2} & \cdots\cdots & a_{nn} \end{vmatrix}$$

를 구하는 과정을 '행렬식을 계산한다' 또는 '행렬식을 전개한다'고 말한다.

(2) 2차 행렬식

$A = \begin{bmatrix} a_{11} & a_{12} \\ a_{21} & a_{22} \end{bmatrix}$의 행렬식 $|A|$의 값은

$$|A| = \begin{vmatrix} a_{11} & a_{12} \\ a_{21} & a_{22} \end{vmatrix} = a_{11}a_{22} - a_{12}a_{21}$$

으로 정의한다.

예제 1 다음 값을 구하라.

$$|A| = \begin{vmatrix} 4 & 5 \\ 6 & 7 \end{vmatrix}$$

| 풀이 | $|A| = \begin{vmatrix} 4 & 5 \\ 6 & 7 \end{vmatrix} = 4 \times 7 - 5 \times 6 = 28 - 30 = -2$

예제 2 다음 값을 구하라.

$$\begin{vmatrix} \cos\theta & -\sin\theta \\ \sin\theta & \cos\theta \end{vmatrix} = \cos^2\theta - (-\sin^2\theta) = \cos^2\theta + \sin^2\theta = 1$$

(3) 3차 행렬식

$A = \begin{bmatrix} a_{11} & a_{12} & a_{13} \\ a_{21} & a_{22} & a_{23} \\ a_{31} & a_{32} & a_{33} \end{bmatrix}$ 의 행렬식 $|A|$의 값은

$$|A| = \begin{vmatrix} a_{11} & a_{12} & a_{13} \\ a_{21} & a_{22} & a_{23} \\ a_{31} & a_{32} & a_{33} \end{vmatrix} = a_{11}a_{22}a_{33} + a_{12}a_{23}a_{31} + a_{13}a_{21}a_{32} - a_{11}a_{23}a_{32} - a_{12}a_{21}a_{33} - a_{13}a_{22}a_{31}$$

로 정의한다. 이 정의를 그림과 같은 방법으로 구하는 것이 좀 더 수월하다.

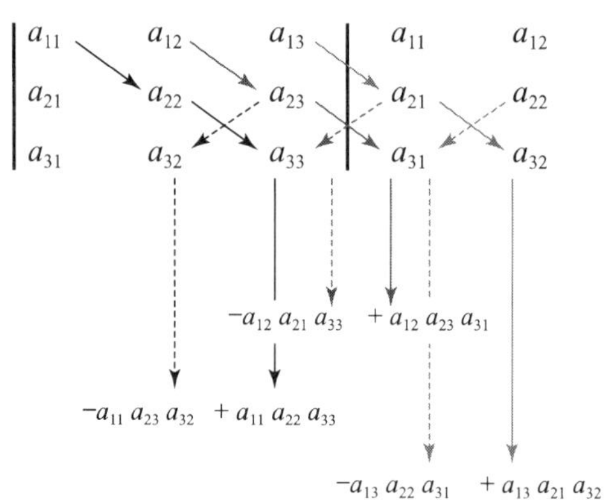

예제 3 다음 값을 구하라.

$$\begin{vmatrix} 4 & 5 & 3 \\ 3 & -1 & 1 \\ -3 & 4 & 2 \end{vmatrix}$$

| 풀이 | $\begin{vmatrix} 4 & 5 & 3 \\ 3 & -1 & 1 \\ -3 & 4 & 2 \end{vmatrix} = 4((-1)\times 2 - 1\times 4) + 5(1\times(-3) - 2\times 3) + 3(3\times 4 - (-1)\times(-3))$

$= 4(-6) + 5(-9) + 3(9) = -24 - 45 + 27 = -42$

예제 4 다음 값을 구하라.

$$\begin{vmatrix} -3 & 5 & -4 \\ 2 & -1 & -5 \\ 3 & 2 & 1 \end{vmatrix}$$

| 풀이 | $\begin{vmatrix} -3 & 5 & -4 \\ 2 & -1 & -5 \\ 3 & 2 & 1 \end{vmatrix} = -3(9) + 5(-17) - 4(7) = -27 - 85 - 28 = -140$

(4) n차 행렬식($n \geqq 3$)

n차 정사각행렬 $A = (a_{ij})$에 대하여 A의 행렬식은

$$|A| = \begin{vmatrix} a_{11} & a_{12} & \cdots\cdots\cdots & a_{1n} \\ a_{21} & a_{22} & \cdots\cdots\cdots & a_{2n} \\ \cdots & \cdots & \cdots\cdots\cdots & \cdots \\ a_{n1} & a_{n2} & \cdots\cdots\cdots & a_{nn} \end{vmatrix}$$

$$= a_{11}A_{11} + a_{12}A_{12} + \cdots\cdots + a_{1n}A_{1n}$$

$$= a_{i1}A_{i1} + a_{i2}A_{i2} + \cdots\cdots + a_{in}A_{in} (i = 1, \ldots, n)$$

$$= a_{1j}A_{1j} + a_{2j}A_{2j} + \cdots\cdots + a_{nj}A_{nj} (i = 1, \ldots, n)$$

와 정의하며, $\det(A)$ 또는 $|A|$로 표시한다.(단, $A_{ij} = (-1)^{i+j}M_{ij}$이고, M_{ij}는 A에서 제i행과 제j열을 제외한 $n-1$차 행렬식이며, A_{ij}를 여인수라 부른다.)

예제 5 $\begin{vmatrix} 4 & 5 & 3 \\ 3 & -1 & 1 \\ -3 & 4 & 2 \end{vmatrix}$ 행렬식에서 A_{11}, A_{12}, A_{13}를 구하라.

| 풀이 |

$$M_{11} = \begin{vmatrix} -1 & 1 \\ 4 & 2 \end{vmatrix} = -2-4=-6$$

$$M_{12} = \begin{vmatrix} 3 & 1 \\ -3 & 2 \end{vmatrix} = 6+3=9$$

$$M_{13} = \begin{vmatrix} 3 & -1 \\ -3 & 4 \end{vmatrix} = 12-3=9$$

$$A_{11} = (-)^{1+1}M_{11} = -6,\ A_{12} = (-)^{1+2}M_{12} = -9,\ A_{13} = (-)^{1+3}M_{13} = 9$$

예제 6 다음 행렬식에서 각 원소에 대한 여인수를 구하고, 행렬식의 값을 구하라.

$$\begin{vmatrix} 3 & 2 & 1 \\ -2 & 1 & 3 \\ 1 & 2 & 8 \end{vmatrix}$$

| 풀이 |

$$M_{11} = \begin{vmatrix} 1 & 3 \\ 2 & 8 \end{vmatrix} = 8-6=2$$

$$M_{12} = \begin{vmatrix} -2 & 3 \\ 1 & 8 \end{vmatrix} = -16-3= -19$$

$$M_{13} = \begin{vmatrix} -2 & 1 \\ 1 & 2 \end{vmatrix} = -4-1= -5$$

$$A_{11} = (-)^{1+1}M_{11} = 2,\ A_{12} = (-)^{1+2}M_{12} = 19,\ A_{13} = (-)^{1+3}M_{13} = -5$$

$$\begin{aligned} |A| &= a_{11}A_{11} + a_{12}A_{12} + a_{13}A_{13} \\ &= 3(2) + 2(19) + 1(-5) \\ &= 39 \end{aligned}$$

여인수를 이용하여 일반적인 n차 행렬식의 값을 정의한다.

예제 7 다음 행렬식의 값을 구하라.

$$\begin{vmatrix} 5 & 4 & 3 \\ 3 & 2 & 1 \\ 4 & 2 & 4 \end{vmatrix}$$

| 풀이 | $\begin{vmatrix} 5 & 4 & 3 \\ 3 & 2 & 1 \\ 4 & 2 & 4 \end{vmatrix} = 5(8-2)-4(12-4)+3(6-8)=30-32-6=-8$

예제 8 다음 행렬식의 값을 구하라.

$$\begin{vmatrix} 2 & 2 & 6 \\ 0 & 1 & 1 \\ 3 & 2 & 3 \end{vmatrix}$$

| 풀이 | $\begin{vmatrix} 2 & 2 & 6 \\ 0 & 1 & 1 \\ 3 & 2 & 3 \end{vmatrix} = 2(1)-2(-3)+6(-3)=-10$

예제 9 다음 행렬식 $|A|$의 값을 구하라.

$$|A| = \begin{vmatrix} 3 & 3 & 2 & 3 \\ 2 & 0 & 0 & 5 \\ 2 & 0 & 0 & 1 \\ 5 & 0 & 4 & 3 \end{vmatrix}$$

| 풀이 | $|A| = a_{12}A_{12} + a_{22}A_{22} + a_{32}A_{32} + a_{42}A_{42}$

$= 3 \cdot A_{12} + 0 \cdot A_{22} + 0 \cdot A_{32} + 0 \cdot A_{42}$

$= 3 \cdot (-1)^{1+2} \begin{vmatrix} 2 & 0 & 5 \\ 2 & 0 & 1 \\ 5 & 4 & 3 \end{vmatrix} = 3 \cdot (-1) \cdot 4 \times (-1)^{3+2} \begin{vmatrix} 2 & 5 \\ 2 & 1 \end{vmatrix}$

$= 3 \cdot 4 \times (2-10) = -96$

예제 10 다음 행렬식의 값을 구하라.

$$\begin{vmatrix} 4 & 3 & 2 & 1 \\ 7 & 6 & 5 & 0 \\ 9 & 8 & 0 & 0 \\ 10 & 0 & 0 & 0 \end{vmatrix}$$

| 풀이 |

$$\begin{aligned} |A| &= a_{14}A_{14} + a_{24}A_{24} + a_{34}A_{34} + a_{44}A_{44} \\ &= 1 \cdot A_{14} + 0 \cdot A_{24} + 0 \cdot A_{34} + 0 \cdot A_{44} \\ &= 1 \cdot (-1)^{1+4} \begin{vmatrix} 7 & 6 & 5 \\ 9 & 8 & 0 \\ 10 & 0 & 0 \end{vmatrix} \\ &= 1 \cdot (-1) \cdot 5 \times (-1)^{1+3} \begin{vmatrix} 9 & 8 \\ 10 & 0 \end{vmatrix} \\ &= 1 \cdot (-1) \times 5 \times (-80) = 400 \end{aligned}$$

6-2 행렬식의 성질과 계산

이제부터는 행렬식의 성질을 공부하여 주어진 행렬식이 0원소를 많이 품도록 바꾸는 방법을 다루려고 한다.

A가 정방행렬일 때, A의 행렬식과 A의 전치행렬의 행렬식은 같다.

즉,

$$|A| = |A^T|$$

예 1

$$\begin{vmatrix} 2 & 0 & 5 \\ 4 & 5 & 3 \\ 2 & 4 & 6 \end{vmatrix} = 2\begin{vmatrix} 5 & 3 \\ 4 & 6 \end{vmatrix} + 5\begin{vmatrix} 4 & 5 \\ 2 & 4 \end{vmatrix} = 36 + 30 = 66$$

$$\begin{vmatrix} 2 & 4 & 2 \\ 0 & 5 & 4 \\ 5 & 3 & 6 \end{vmatrix} = 2\begin{vmatrix} 5 & 4 \\ 3 & 6 \end{vmatrix} - 4\begin{vmatrix} 0 & 4 \\ 5 & 6 \end{vmatrix} + 2\begin{vmatrix} 0 & 5 \\ 5 & 3 \end{vmatrix} = 36 + 80 - 50 = 66$$

두 행(또는 열)을 교환한 행렬식의 값은 부호만 달라진다.

예 2

$$\begin{vmatrix} 4 & 5 & 0 \\ 3 & -1 & -1 \\ 2 & 3 & 0 \end{vmatrix} = 4\begin{vmatrix} -1 & -1 \\ 3 & 0 \end{vmatrix} - 5\begin{vmatrix} 3 & -1 \\ 2 & 0 \end{vmatrix} = 12 - 10 = 2$$

$$\begin{vmatrix} 2 & 3 & 0 \\ 3 & -1 & -1 \\ 4 & 5 & 0 \end{vmatrix} = 2\begin{vmatrix} -1 & -1 \\ 5 & 0 \end{vmatrix} - 3\begin{vmatrix} 3 & -1 \\ 4 & 0 \end{vmatrix} = 10 - 12 = -2$$

한 행(또는 열)의 공통인수는 행렬식 밖으로 나올 수 있다.

즉, n차 행렬 A에 대하여 $|kA| = k^n|A|$식이 성립한다.

예 3

$$\begin{vmatrix} ka & kb \\ c & d \end{vmatrix} = kad - kbc = k(ad - bc) = k\begin{vmatrix} a & b \\ c & d \end{vmatrix}$$

$$\begin{vmatrix} ka & kb \\ kc & kd \end{vmatrix} = k^2ad - k^2bc = k^2(ad - bc) = k^2\begin{vmatrix} a & b \\ c & d \end{vmatrix}$$

참고 $A = \begin{bmatrix} a & b \\ c & d \end{bmatrix}$라 하면 $kA = \begin{bmatrix} ka & kb \\ kc & kd \end{bmatrix}$이다.

$$|kA| = \begin{vmatrix} ka & kb \\ kc & kd \end{vmatrix} = k^2\begin{vmatrix} a & b \\ c & d \end{vmatrix}$$

두 행(또는 열)이 서로 같거나 비례하면 그 행렬식의 값은 0이다.

예 4

$$\begin{vmatrix} 3a & 3b \\ a & b \end{vmatrix} = 3\begin{vmatrix} a & b \\ a & b \end{vmatrix} = 0$$

$$\begin{vmatrix} 1 & 2 & 3 \\ 2 & 4 & 6 \\ -2 & 7 & 5 \end{vmatrix} = 2\begin{vmatrix} 1 & 2 & 3 \\ 1 & 2 & 3 \\ -2 & 7 & 5 \end{vmatrix} = -2\begin{vmatrix} -2 & 7 & 5 \\ 1 & 2 & 3 \\ 1 & 2 & 3 \end{vmatrix} = 0$$

> 한 행(또는 열)을 k배하여 다른 행(또는 열)에 더하거나 빼도 그 행렬식의 값은 변하지 않는다.

예 5 행렬식 $\begin{vmatrix} a & b \\ c & d \end{vmatrix}$에서 제2행의 k배를 제1행에 더하면

$$\begin{vmatrix} a+kc & b+kd \\ c & d \end{vmatrix} = (a+kc)d-(b+kd)c = ad+kcd-bc-kcd$$

$$= ad-bc = \begin{vmatrix} a & b \\ c & d \end{vmatrix}$$

예제 1 다음 행렬식 $|A|$ 의 값을 구하라.

$$|A| = \begin{vmatrix} 3 & 4 & 6 & 3 \\ -2 & 2 & 3 & 0 \\ 4 & 5 & -1 & 1 \\ -2 & 4 & 1 & 5 \end{vmatrix}$$

| 풀이 | 제1행에서 제3행의 3배를 빼면

$$\begin{vmatrix} -9 & -11 & 9 & 0 \\ -2 & 2 & 3 & 0 \\ 4 & 5 & -1 & 1 \\ -2 & 4 & 1 & 5 \end{vmatrix}$$

를 얻고, 제4행에서 제3행의 5배를 빼면

$$\begin{vmatrix} -9 & -11 & 9 & 0 \\ -2 & 2 & 3 & 0 \\ 4 & 5 & -1 & 1 \\ -22 & -21 & 6 & 0 \end{vmatrix}$$

를 얻는다. 제4열에 대해서 전개를 하면

$$= 1 \cdot (-1)^{3+4} \begin{vmatrix} -9 & -11 & 9 \\ -2 & 2 & 3 \\ -22 & -21 & 6 \end{vmatrix}$$

$$= -\begin{vmatrix} -9 & -11 & 9 \\ -2 & 2 & 3 \\ -22 & -21 & 6 \end{vmatrix}$$

$$= +9\begin{vmatrix} 2 & 3 \\ -21 & 6 \end{vmatrix} - 11\begin{vmatrix} -2 & 3 \\ -22 & 6 \end{vmatrix} - 9\begin{vmatrix} -2 & 2 \\ -22 & -21 \end{vmatrix}$$

$$= +9(12+63) - 11(-12+66) - 9(42+44) = +675 - 594 - 774 = -693$$

두 개의 정방행렬 A, B에 대하여

$$|AB| = |A| \cdot |B| = |B| \cdot |A| = |BA|$$

식이 성립한다.

예제 2 두 행렬 $A = \begin{bmatrix} 2 & 1 \\ 3 & 7 \end{bmatrix}$, $B = \begin{bmatrix} 1 & 2 \\ 3 & 9 \end{bmatrix}$이라 하자. 이때, $|AB|$, $|A|$, $|B|$, $|A||B|$, $|BA|$를 구하라.

풀이

$$|AB| = \begin{bmatrix} 2 & 1 \\ 3 & 7 \end{bmatrix}\begin{bmatrix} 1 & 2 \\ 3 & 9 \end{bmatrix} = \begin{bmatrix} 2+3 & 4+9 \\ 3+21 & 6+63 \end{bmatrix} = \begin{bmatrix} 5 & 13 \\ 24 & 69 \end{bmatrix} = 345 - 312 = 33$$

$$|A| = 14 - 3 = 11$$

$$|B| = 9 - 6 = 3$$

$$|A||B| = 11 \times 3 = 33$$

$$|BA| = \left|\begin{bmatrix} 1 & 2 \\ 3 & 9 \end{bmatrix}\begin{bmatrix} 2 & 1 \\ 3 & 7 \end{bmatrix}\right| = \begin{vmatrix} 2+6 & 1+4 \\ 6+27 & 3+63 \end{vmatrix} = \begin{vmatrix} 8 & 15 \\ 33 & 66 \end{vmatrix} = 33$$

예제 3 다음 행렬식을 계산하라.

$$\begin{vmatrix} 1 & 2 & -1 & 5 \\ 2 & 3 & 2 & -4 \\ 3 & -10 & 3 & 6 \\ 6 & 5 & -2 & -7 \end{vmatrix}$$

풀이 2행에서 1행의 2배를 빼면 $\begin{vmatrix} 1 & 2 & -1 & 5 \\ 0 & -1 & 4 & -14 \\ 3 & -10 & 3 & 6 \\ 6 & 5 & -2 & -7 \end{vmatrix}$

3행에서 1행의 3배를 빼면 $\begin{vmatrix} 1 & 2 & -1 & 5 \\ 0 & -1 & 4 & -14 \\ 0 & -16 & 6 & -9 \\ 6 & 5 & -2 & -7 \end{vmatrix}$

4행에서 1행의 6배를 빼면

$$\begin{vmatrix} 1 & 2 & -1 & 5 \\ 0 & -1 & 4 & -14 \\ 0 & -16 & 6 & -9 \\ 0 & -7 & 4 & -37 \end{vmatrix} = 1(-1)^{1+1}\begin{vmatrix} -1 & 4 & -14 \\ -16 & 6 & -9 \\ -7 & 4 & -37 \end{vmatrix} + 0 + 0 + 0$$

$$= 1(-1)^{1+1}\begin{vmatrix} -1 & 4 & -14 \\ -16 & 6 & -9 \\ -7 & 4 & -37 \end{vmatrix}$$

$$= (-1)\times(-1)^{1+1}\begin{vmatrix} 6 & 9 \\ 4 & -37 \end{vmatrix} + 4\times(-1)^{1+2}\begin{vmatrix} -16 & -9 \\ -7 & -37 \end{vmatrix} + (-14)\times(-1)^{1+3}\begin{vmatrix} -16 & 6 \\ -7 & 4 \end{vmatrix}$$

$$= -1622$$

6-3 역행렬의 계산

행렬 $A = [a_{ij}]_{mn}$라 하고 A_{ij}는 a_{ij}의 여인수라 할 때 행렬

$$adj\,A = \begin{bmatrix} A_{11} & A_{21} & \cdots\cdots & A_{n1} \\ A_{12} & A_{22} & \cdots\cdots & A_{n2} \\ \cdots & \cdots & \cdots & \cdots \\ A_{1n} & A_{2n} & \cdots\cdots & A_{nn} \end{bmatrix}$$

을 A의 여인자 행렬이라 하고 adj A라 쓴다.

예제 1 다음 행렬의 여인자 행렬을 구하라.

$$A=\begin{bmatrix} a & b \\ c & d \end{bmatrix}$$

| 풀이 | $adjA=\begin{bmatrix} A_{11} & A_{21} \\ A_{12} & A_{22} \end{bmatrix}$에서

$A_{11}=(-1)^{1+1}d=d \qquad A_{21}=(-1)^{2+1}b=-b$

$A_{12}=(-1)^{1+2}c=-c \qquad A_{11}=(-1)^{2+2}a=a$

$$adjA=\begin{bmatrix} d & -b \\ -c & a \end{bmatrix}$$

여인자 행렬을 이용하여 역행렬을 구할 수 있다.

$$A^{-1}=\frac{1}{|A|}\begin{bmatrix} A_{11} & A_{21} & \cdots\cdots\cdots & A_{n1} \\ A_{12} & A_{22} & \cdots\cdots\cdots & A_{n2} \\ \cdots & \cdots & \cdots & \cdots \\ A_{1n} & A_{2n} & \cdots\cdots\cdots & A_{nn} \end{bmatrix}=\frac{1}{|A|}adj\,A$$

여기에서 A_{ij}는 a_{ij}의 여인수이고 $adjA$는 A의 수반행렬(adjoint)이라 한다.

예제 2 다음의 2차 행렬 A의 역행렬을 구하라.

$$A=\begin{bmatrix} a_{11} & a_{12} \\ a_{21} & a_{22} \end{bmatrix} \text{ 단, } a_{11}a_{22}-a_{21}a_{12}\neq 0$$

| 풀이 | $|A|=a_{11}a_{22}-a_{21}a_{12}$ 이고 $A_{11}=a_{22}, A_{21}=-a_{12}, A_{12}=-a_{21}, A_{22}=a_{11}$

$$A^{-1}=\frac{1}{|A|}\begin{bmatrix} A_{11} & A_{21} \\ A_{12} & A_{22} \end{bmatrix}=\frac{1}{a_{11}a_{22}-a_{21}a_{12}}\begin{bmatrix} a_{22} & -a_{12} \\ -a_{21} & a_{11} \end{bmatrix}$$

예제 3 $\begin{bmatrix} -2 & 4 \\ 6 & 2 \end{bmatrix}$ 의 역행렬을 구하라.

| 풀이 | $A^{-1} = \begin{bmatrix} -2 & 4 \\ 6 & 2 \end{bmatrix}^{-1} = \frac{1}{|A|}\begin{bmatrix} 2 & -4 \\ -6 & -2 \end{bmatrix} = \frac{1}{-28}\begin{bmatrix} 2 & -4 \\ -6 & -2 \end{bmatrix}$

예제 4 다음의 역행렬을 구하라.

$$\begin{bmatrix} 1 & 7 \\ 3 & 2 \end{bmatrix}$$

| 풀이 | $\begin{bmatrix} 1 & 7 \\ 3 & 2 \end{bmatrix}^{-1} = \frac{1}{\begin{vmatrix} 1 & 7 \\ 3 & 2 \end{vmatrix}}\begin{bmatrix} 2 & -7 \\ -3 & 1 \end{bmatrix} = \frac{1}{-19}\begin{bmatrix} 2 & -7 \\ -3 & 1 \end{bmatrix}$

예제 5 다음의 3차 행렬 A의 역행렬을 구하라.

$$A = \begin{bmatrix} 2 & 8 & 3 \\ 7 & 2 & 9 \\ 4 & 5 & 6 \end{bmatrix}$$

| 풀이 | $A^{-1} = \frac{1}{|A|}\begin{bmatrix} A_{11} & A_{21} & A_{31} \\ A_{12} & A_{22} & A_{32} \\ A_{13} & A_{23} & A_{33} \end{bmatrix}$ 에서

$$|A| = 2\begin{vmatrix} 2 & 9 \\ 5 & 6 \end{vmatrix} - 8\begin{vmatrix} 7 & 9 \\ 4 & 6 \end{vmatrix} + 3\begin{vmatrix} 7 & 2 \\ 4 & 5 \end{vmatrix} = -66 - 48 + 81 = -33$$

$$A_{11} = (-1)^{1+1}\begin{vmatrix} 2 & 9 \\ 5 & 6 \end{vmatrix} = -33 \quad A_{21} = (-1)^{2+1}\begin{vmatrix} 8 & 3 \\ 5 & 6 \end{vmatrix} = -33 \quad A_{31} = (-1)^{3+1}\begin{vmatrix} 8 & 3 \\ 2 & 9 \end{vmatrix} = 66$$

$$A_{12} = (-1)^{1+2}\begin{vmatrix} 7 & 9 \\ 4 & 6 \end{vmatrix} = -6 \quad A_{22} = (-1)^{2+2}\begin{vmatrix} 2 & 3 \\ 4 & 6 \end{vmatrix} = 0 \quad A_{32} = (-1)^{3+2}\begin{vmatrix} 2 & 3 \\ 7 & 9 \end{vmatrix} = 3$$

$$A_{13} = (-1)^{1+1}\begin{vmatrix} 7 & 2 \\ 4 & 5 \end{vmatrix} = 27 \quad A_{23} = (-1)^{2+3}\begin{vmatrix} 2 & 8 \\ 4 & 5 \end{vmatrix} = 22 \quad A_{33} = (-1)^{3+3}\begin{vmatrix} 2 & 8 \\ 7 & 2 \end{vmatrix} = -52$$

$$A^{-1} = \frac{1}{-33}\begin{bmatrix} -33 & -33 & 66 \\ -6 & 0 & 3 \\ 27 & 22 & -52 \end{bmatrix}$$

예제 6 다음의 3차 행렬 A의 역행렬을 구하라.

$$A = \begin{bmatrix} 2 & 3 & 2 \\ 4 & 3 & 0 \\ 6 & 2 & 7 \end{bmatrix}$$

| 풀이 |

$$|A| = 2\begin{vmatrix} 3 & 0 \\ 2 & 7 \end{vmatrix} - 3\begin{vmatrix} 4 & 0 \\ 6 & 7 \end{vmatrix} + 2\begin{vmatrix} 4 & 3 \\ 6 & 2 \end{vmatrix} = 42 - 84 - 20 = -62$$

$$A_{11} = (-1)^{1+1}\begin{vmatrix} 3 & 0 \\ 2 & 7 \end{vmatrix} = 21 \qquad A_{21} = (-1)^{2+1}\begin{vmatrix} 3 & 2 \\ 2 & 7 \end{vmatrix} = -17$$

$$A_{31} = (-1)^{3+1}\begin{vmatrix} 3 & 2 \\ 3 & 0 \end{vmatrix} = -6 \qquad A_{12} = (-1)^{1+2}\begin{vmatrix} 4 & 0 \\ 6 & 7 \end{vmatrix} = -28$$

$$A_{22} = (-1)^{2+2}\begin{vmatrix} 2 & 2 \\ 6 & 7 \end{vmatrix} = 2 \qquad A_{32} = (-1)^{3+2}\begin{vmatrix} 2 & 2 \\ 4 & 0 \end{vmatrix} = 8$$

$$A_{13} = (-1)^{1+1}\begin{vmatrix} 4 & 3 \\ 6 & 2 \end{vmatrix} = -10 \qquad A_{23} = (-1)^{2+3}\begin{vmatrix} 2 & 3 \\ 6 & 2 \end{vmatrix} = 14$$

$$A_{33} = (-1)^{3+3}\begin{vmatrix} 2 & 3 \\ 4 & 3 \end{vmatrix} = -6$$

$$A^{-1} = \frac{1}{-62}\begin{bmatrix} 21 & -17 & -6 \\ -28 & 2 & 8 \\ -10 & 14 & -6 \end{bmatrix}$$

6-4 연립방정식의 풀이

$$\begin{cases} a_{11}x_1 + a_{12}x_2 + \ldots\ldots a_{1n}x_n = b_1 \\ a_{21}x_1 + a_{22}x_2 + \ldots\ldots a_{2n}x_n = b_2 \\ \cdots\cdots\cdots\cdots\cdots\cdots\cdots\cdots \\ a_{n1}x_1 + a_{n2}x_2 + \ldots\ldots a_{nn}x_n = b_n \end{cases}$$

의 계수행렬을 A라 하고,

$$X = \begin{bmatrix} x_1 \\ x_2 \\ . \\ . \\ x_n \end{bmatrix} \qquad B = \begin{bmatrix} b_1 \\ b_2 \\ . \\ . \\ b_n \end{bmatrix}$$

이면

$$AX = B \Rightarrow X = A^{-1}B$$

이다.

Cramer의 공식

$$x_j = \frac{1}{|A|}\begin{vmatrix} a_{11} & a_{12} & \ldots b_1 \ldots a_{1n} \\ a_{21} & a_{22} & \ldots b_2 \ldots a_{2n} \\ \cdots & \cdots & \cdots\cdots \\ a_{n1} & a_{n2} & \ldots b_n \ldots a_{nn} \end{vmatrix} \quad (j = 1, 2, \ldots\ldots, n)$$

(A의 제j열에 B를 대입)

연립방정식

$$\begin{cases} a_1x + b_1y = c_1 \\ a_2x + b_2y = c_2 \end{cases}$$

에서 Cramer의 공식을 쓰면 $x=\dfrac{c_1b_2-c_2b_1}{a_1b_2-a_2b_1}$, $y=\dfrac{a_1c_2-a_2c_1}{a_1b_2-a_2b_1}$ 이다.

예제 1 다음 연립방정식을 Cramer의 공식에 의하여 풀어라.

$$\begin{cases} x+2y=15 \\ x-3y=10 \end{cases}$$

| 풀이 | 에서 Cramer의 공식을 쓰면

$$x=\frac{\begin{vmatrix} 15 & 2 \\ 10 & -3 \end{vmatrix}}{\begin{vmatrix} 1 & 2 \\ 1 & -3 \end{vmatrix}}=\frac{-45-(20)}{-3-2}=13,\ y=\frac{\begin{vmatrix} 1 & 15 \\ 1 & 10 \end{vmatrix}}{-5}=\frac{10-15}{-5}=1\text{ 이다.}$$

예제 2 다음 연립방정식을 풀어라.

$$\begin{cases} 4x-2y=10 \\ x+2y=15 \end{cases}$$

| 풀이 |

$$x=\frac{\begin{vmatrix} 10 & -2 \\ 15 & 2 \end{vmatrix}}{\begin{vmatrix} 4 & -2 \\ 1 & 2 \end{vmatrix}}=\frac{20-(-30)}{8-(-2)}=5,\ y=\frac{\begin{vmatrix} 4 & 10 \\ 1 & 15 \end{vmatrix}}{10}=\frac{60-10}{10}=5\text{ 이다.}$$

예제 3 다음 연립방정식을 풀어라.

$$\begin{cases} 2x_1+x_2+3x_3=6 \\ 3x_1+5x_2-4x_3=10 \\ x_1+4x_2=8 \end{cases}$$

| 풀이 |

$$x_1 = \frac{\begin{vmatrix} 6 & 1 & 3 \\ 10 & 5 & -4 \\ 8 & 4 & 0 \end{vmatrix}}{\begin{vmatrix} 2 & 1 & 3 \\ 3 & 5 & -4 \\ 1 & 4 & 0 \end{vmatrix}} = \frac{6(0+16)+1(-32+0)+3(40-40)}{2(0+16)+1(-4+0)+3(12-5)} = \frac{64}{49}$$

$$x_2 = \frac{\begin{vmatrix} 2 & 6 & 3 \\ 3 & 10 & -4 \\ 1 & 8 & 0 \end{vmatrix}}{\begin{vmatrix} 2 & 1 & 3 \\ 3 & 5 & -4 \\ 1 & 4 & 0 \end{vmatrix}} = \frac{2(0+32)+6(-4+0)+3(24-10)}{49} = \frac{82}{49}$$

$$x_3 = \frac{\begin{vmatrix} 2 & 1 & 6 \\ 3 & 5 & 10 \\ 1 & 4 & 8 \end{vmatrix}}{\begin{vmatrix} 2 & 1 & 3 \\ 3 & 5 & -4 \\ 1 & 4 & 0 \end{vmatrix}} = \frac{2(40-40)+1(10-24)+6(12-5)}{49} = \frac{28}{49}$$

예제 4 다음 연립방정식을 풀어라.

$$\begin{cases} 2x+2y-z=-1 \\ x-2y-z=8 \\ 3x+2y+z=6 \end{cases}$$

| 풀이 |

$$x = \frac{\begin{vmatrix} -1 & 2 & -1 \\ 8 & -2 & -1 \\ 6 & 2 & 1 \end{vmatrix}}{\begin{vmatrix} 2 & 2 & -1 \\ 1 & -2 & -1 \\ 3 & 2 & 1 \end{vmatrix}} = \frac{-1(-2+2)+2(-6-8)-1(16+12)}{2(-2+2)+2(-3-1)-1(2+6)} = \frac{-56}{-16} = \frac{14}{4}$$

$$y=\frac{\begin{vmatrix}2 & -1 & -1\\ 1 & 8 & -1\\ 3 & 6 & 1\end{vmatrix}}{\begin{vmatrix}2 & 2 & -1\\ 1 & -2 & -1\\ 3 & 2 & 1\end{vmatrix}}=\frac{2(8+6)-1(-3-1)-1(6-24)}{-16}=\frac{50}{-16}=-\frac{25}{8}$$

$$z=\frac{\begin{vmatrix}2 & 2 & -1\\ 1 & -2 & 8\\ 3 & 2 & 6\end{vmatrix}}{\begin{vmatrix}2 & 2 & -1\\ 1 & -2 & -1\\ 3 & 2 & 1\end{vmatrix}}=\frac{2(-12-16)+2(24-6)-1(2+6)}{-16}=\frac{-56+36-8}{-16}$$

$$=-\frac{-28}{-16}=\frac{7}{4}$$

예제 5 연립방정식을 풀어 D_1' 과 D_2' 을 구하라.

$$\begin{cases} D'=D_1'+D_2' \\ \dfrac{D_1'}{\nu_1}+\dfrac{D_2'}{\nu_2}=0 \end{cases}$$

| 풀이 |

$$D_1'=\frac{\begin{vmatrix}D' & 1\\ 0 & \frac{1}{\nu_2}\end{vmatrix}}{\begin{vmatrix}1 & 1\\ \frac{1}{\nu_1} & \frac{1}{\nu_2}\end{vmatrix}}=\frac{\frac{D'}{\nu_2}}{\frac{1}{\nu_2}-\frac{1}{\nu_1}}=\frac{\frac{D'}{\nu_2}}{\frac{\nu_1-\nu_2}{\nu_1\nu_2}}=\frac{\nu_1}{\nu_1-\nu_2}D'$$

$$D_2'=\frac{\begin{vmatrix}1 & D'\\ \frac{1}{\nu_1} & 0\end{vmatrix}}{\begin{vmatrix}1 & 1\\ \frac{1}{\nu_1} & \frac{1}{\nu_2}\end{vmatrix}}=\frac{-\frac{D'}{\nu_1}}{\frac{1}{\nu_2}-\frac{1}{\nu_1}}=\frac{-\frac{D'}{\nu_1}}{\frac{\nu_1-\nu_2}{\nu_1\nu_2}}=\frac{-\nu_2}{\nu_1-\nu_2}D'$$

제6장 연습문제

1) 다음 행렬식에서 각 원소에 대한 여인수를 이용하여 행렬식의 값을 구하라.

$$\begin{vmatrix} 1 & 2 & -1 \\ 2 & 3 & -3 \\ 3 & 1 & 6 \end{vmatrix}$$

2) 다음 값을 구하라.

$$\begin{vmatrix} 3 & 4 & 5 \\ 4 & 2 & -1 \\ -4 & 3 & -2 \end{vmatrix}$$

3) 다음 행렬식의 값을 구하라.

$$\begin{vmatrix} 1 & 5 & 8 & 10 \\ 2 & 6 & 9 & 0 \\ 3 & 7 & 0 & 0 \\ 4 & 0 & 0 & 0 \end{vmatrix}$$

4) 다음 행렬식을 계산하라.

$$\begin{vmatrix} 3 & 2 & 1 & 5 \\ 1 & 2 & 2 & 3 \\ 2 & -5 & 1 & 3 \\ 4 & 3 & -1 & -4 \end{vmatrix}$$

5) 다음의 3차 행렬 A의 역행렬을 구하라.

$$A = \begin{bmatrix} 1 & 3 & 5 \\ 2 & 4 & 8 \\ 7 & 9 & 6 \end{bmatrix}$$

6) 다음 연립방정식을 풀어라.

$$\begin{cases} x + y - z = -5 \\ 2x - 2y - 3z = 6 \\ x + 3y + 3z = 10 \end{cases}$$

제 7 장

미분 들어가기

기하광학에서 최소 시간의 경로를 택하는 페르마 법칙이나 두 렌즈에서 색수차가 없어야 될 조건은 시간이나 초점거리를 변수로 미분한 것이 0이 되어야 한다. 파장에 따른 굴절률 식으로부터 분산을 유도하거나 sine을 급수 전개할 때 미분을 사용한다. 프리즘에서 편향각이 최소가 되기 위해서 1면의 입사각과 2면의 굴절각이 같다는 조건을 유도할 때도 미분을 사용한다.

물리광학에서는 파동방정식이 시간과 공간의 함수로 표시되는데 에너지를 구하기 위해 속도와 가속도를 구할 때 시간에 관한 편미분을 사용하고 회절에서 삼각함수 극한에서 미분을 이용하여 쉽게 계산할 수 있다. 근사계산 시 급수 전개할 때 미분을 이용한다.

이 장에서는 도함수의 정의와 이를 이용한 도함수, 삼각함수의 도함수 극한, 급수 전개와 편미분을 간단하게 소개하였다.

7. 미분

7-1 도함수의 정의

미분(derivative differentiation)은 함수의 순간변화율을 구하는 계산 과정이다. 순간변화율은 평균변화율의 극한으로 생각할 수 있다. 우선, 함수 $f(x)$에서 x의 변화량 Δx에 대한 $f(x)$의 변화량 $f(x+\Delta x)-f(x)$의 비

$$\frac{\Delta f(x)}{\Delta x}=\frac{f(x+\Delta x)-f(x)}{\Delta x}$$

를 구할 수 있을 때 이를 평균변화율이라고 한다.

평균변화율의 극한을 취하여 함수 $f(x)$의 특정 지점 x에서 변화량 Δx가 0으로 수렴할 때의 변화율을 순간변화율 또는 미분계수라 하고, $f'(x)$로 표시하기로 하며 다음의 수식과 같이 나타낸다.

$$\frac{df(x)}{dx}=\lim_{\Delta x\to 0}\frac{f(x+\Delta x)-f(x)}{\Delta x}$$

7-2 간단한 도함수

1) $y=c$(c는 상수)

$$\frac{dx}{d}c=\lim_{h\to 0}\frac{c-c}{h}=\lim_{h\to 0}\frac{o}{h}=0$$

2) $y=\ x^n$(n은 자연수)

$$\begin{aligned}\frac{d}{dx}x^n &=\lim_{h\to 0}\frac{(x+h)^n-x^n}{h}\\ &=\lim_{h\to 0}\frac{(x+h-x)((x+h)^{n-1}+(x+h)^{n-2}x+....(x+h)x^{n-2}+x^{n-1})}{h}\end{aligned}$$

$$=\lim_{h\to 0}((x+h)^{n-1}+(x+h)^{n-2}x+\dots\dots+(x+h)x^{n-2}+x^{n-1})=nx^{n-1}$$

$$(\because (x+h)^n-x^n=(x+h-x)((x+h)^{n-1}+(x+h)^{n-2}x+\dots+(x+h)x^{n-2}+x^{n-1})$$

3) $y=\sin x$

$$f'(x)=\lim_{\Delta x\to 0}\frac{\sin(x+\Delta x)-\sin(x)}{\Delta x}$$

$$=\lim_{\Delta x\to 0}\frac{\sin x\cos\Delta x+\cos x\sin\Delta x-\sin x}{\Delta x}$$

$$=\lim_{\Delta x\to 0}\frac{\cos x\sin\Delta x+\sin x(\cos\Delta x-1)}{\Delta x}$$

$$=\lim_{\Delta x\to 0}(\sin x(\frac{\cos\Delta x-1}{\Delta x})+\cos x(\frac{\sin h}{\Delta x}))$$

$$=\lim_{\Delta x\to 0}\sin x\lim_{\Delta x\to 0}\frac{\cos\Delta x-1}{\Delta x}+\lim_{\Delta x\to 0}\cos x\lim_{\Delta x\to 0}\frac{\sin\Delta x}{\Delta x}=\cos x$$

$$(\because \lim_{\Delta x\to 0}\frac{\cos\Delta x-1}{\Delta x}=\lim_{\Delta x\to 0}(\frac{\cos\Delta x-1}{\Delta x}\frac{\cos\Delta x+1}{\cos\Delta x+1})=\lim_{\to 0}(\frac{\cos^2\Delta x-1}{\Delta x(\cos\Delta x+1)}$$

$$=\lim_{\Delta x\to 0}\frac{-\sin^2\Delta x}{\Delta x(\cos\Delta x+1)}=-\lim_{\Delta x\to 0}\frac{\sin\Delta x}{\Delta x}\lim_{\Delta x\to 0}(\frac{\sin\Delta x}{(\cos\Delta x+1)})=-1\times\frac{0}{1+1}=0)$$

예제 1 $f(x)=\cos x$ 를 미분하라.

| 풀이 |

$$f'(x)=\lim_{h\to 0}\frac{f(x+h)-f(x)}{h}=\lim_{h\to 0}\frac{\cos(x+h)-\cos x}{h}$$

$$=\lim_{h\to 0}\frac{\cos x\,cosh-\sin x\,sinh-\cos x}{h}$$

$$=\lim_{h\to 0}(\cos x(\frac{\cosh-1}{h})-\sin x(\frac{\sinh}{h}))$$

$$=\lim_{h\to 0}\cos x\lim_{h\to 0}\frac{\cosh-1}{h}-\lim_{h\to 0}\sin x\lim_{h\to 0}\frac{\sinh}{h}$$

$$=\cos x\times 0-\sin x\times 1=-\sin x$$

$$\therefore \frac{d}{dx}cosx=-\sin x$$

예제 2 $y = \sqrt{x}$ 의 도함수를 구하라.

| 풀이 | $f'(x) = (x^{\frac{1}{2}})' = \frac{1}{2}x^{-\frac{1}{2}} = \frac{1}{2\sqrt{x}}$

7-3 미분법의 공식

1) $(f+g)' = f' + g'$
2) $(kf)' = kf'$ (k는 정수)
3) $(fg)' = f'g + fg'$ 곱의 공식
4) $(\frac{f}{g})' = \frac{f'g - fg'}{g^2}$ 몫의 공식

증명 $\Delta y = \frac{f(x+\Delta x)}{g(x+\Delta x)} - \frac{f(x)}{g(x)} = \frac{f(x+\Delta x)g(x) - f(x)g(x+\Delta x)}{g(x+\Delta x)g(x)}$

$$= \frac{\{f(x+\Delta x) - f(x)\}g(x) - f(x)\{g(x+\Delta x) - g(x)\}}{g(x+\Delta x)g(x)}$$

$$y' = \lim_{\Delta x \to 0} \frac{\Delta y}{\Delta x} = \lim_{\Delta x \to 0} \frac{\frac{f(x+\Delta x) - f(x)}{\Delta x} g(x) - f(x) \frac{g(x+\Delta x) - g(x)}{\Delta x}}{g(x+\Delta x)g(x)}$$

$$y' = \frac{f'(x)g(x) - f(x)g'(x)}{\{g(x)\}^2}$$

5) $y = f(z), z = g(x)$일 때, $f(g(x))$의 도함수

$\frac{dy}{dx} = \frac{dy}{dz}\frac{dz}{dx} = f'(z)\frac{dz}{dx} = f'(g(x))g'(x)$ 합성함수의 미분

예제 1 $f(x) = \tan x$ 를 미분하라.

| 풀이 | $f(x) = \tan x = \frac{\sin x}{\cos x}$

$$f'(x) = (\frac{\sin x}{\cos x})' = \frac{\cos x \cos x - \sin x(-\sin x)}{\cos^2 x} = \frac{\cos^2 x + \sin^2 x}{\cos^2 x} = \frac{1}{\cos^2 x} = \sec^2 x$$

예제 2 다음 함수를 미분하라.

1) $y = -\frac{1}{x^2}$ 2) $y = \frac{x+2}{2x^3+1}$ 3) $y = x\tan x$ 4) $y = \sqrt{(3-x)^2+x^2}$

| 풀이 | 1) $y' = (-x^{-2})' = 2(x^{-3}) = 2\frac{1}{x^3}$

2) $y' = (\frac{x+2}{2x^3+1})' = \frac{(x+2)'(2x^3+1)+(x+2)(2x^3+1)'}{(2x^3+1)^2}$

$= \frac{(2x^3+1)+(x+2)(6x^2)}{(2x^3+1)^2} = \frac{8x^3+12x^2+1}{(2x^3+1)^2}$

3) $y' = (x\tan x)' = \tan x + x\sec^2 x$

4) $y' = (\sqrt{(3-x)^2+x^2})' = \frac{2(3-x)(-1)+2x}{2\sqrt{(3-x)^2+x^2}} = \frac{4x-6}{2\sqrt{(3-x)^2+x^2}}$

예제 3 분산 곡선은 $n_\lambda = A + \frac{B}{\lambda^2}$와 같이 나타낸다. A, B는 상수이다. $\frac{dn_\lambda}{d\lambda}$는?

| 풀이 | $\frac{dn_\lambda}{d\lambda} = \frac{d}{d\lambda}(A + \frac{B}{\lambda^2}) = 0 - 2B\lambda^{-3} = -2B\frac{1}{\lambda^3}$

예제 4 광학적 거리가 다음과 같이 $s = n\sqrt{a^2+x^2}$이다. n과 a는 상수이다. $\frac{ds}{dx}$를 구하라.

| 풀이 | $\frac{ds}{dx} = n\frac{2x}{2\sqrt{a^2+x^2}} = \frac{nx}{\sqrt{a^2+x^2}}$

예제 5 $\frac{1}{s'} - \frac{1}{s} = D'$을 미분하면 다음과 같이 됨을 증명하라.(단, s는 상수)

$$-\frac{ds'}{s'^2} = dD'$$

| 풀이 | 양변을 s'으로 미분하면

$\frac{d}{ds'}(\frac{1}{s'} - \frac{1}{s}) = \frac{d}{ds'}D'$

$-\frac{1}{s'^2} = \frac{d}{ds'}D'$

$\therefore -\frac{ds'}{s'^2} = dD'$

7-4 도함수의 활용

접선의 기울기는 $y=f(x)$에서 $x=a$인 곳의 도함수 $f'(a)$를 구한다.

예제 1 $y=\sin 2x$에서 $x=\frac{\pi}{6}$인 곳에서 기울기를 구하라.

풀이 $y'=2\cos 2x$ $f'(\frac{\pi}{6})=2\cos 2\frac{\pi}{6}=1$

예제 2 $y=\frac{1}{2x-1}$에서 $x=1$인 곳에서 기울기를 구하라.

풀이 $y'=(\frac{1}{2x-1})'=\frac{-2}{(2x-1)^2}$ $y'(1)=\frac{-2}{(2\times1-1)^2}=-2$

함수의 증가와 감소

함수 $y=f(x)$가 어떤 구간에서 미분가능하고 이 구간의 모든 x에 대하여
$f'(x)>0$이면 $f(x)$는 이 구간에서 증가한다.
$f'(x)<0$이면 $f(x)$는 이 구간에서 감소한다.

극대와 극소

분가능한 함수 $f(x)$에 대해서 $f'(a)=0$이면 $f(a)$는 극대나 극소이다.
$x=a$의 좌우에서 $f'(x)$의 부호가 양에서 음으로 바뀌면 $f(x)$는 $x=a$에서 극대이다.
$x=a$의 좌우에서 $f'(x)$의 부호가 음에서 양으로 바뀌면 $f(x)$는 $x=a$에서 극소이다.

예제 *3 페르마 원리와 미분을 이용하여 반사법칙을 유도하라.

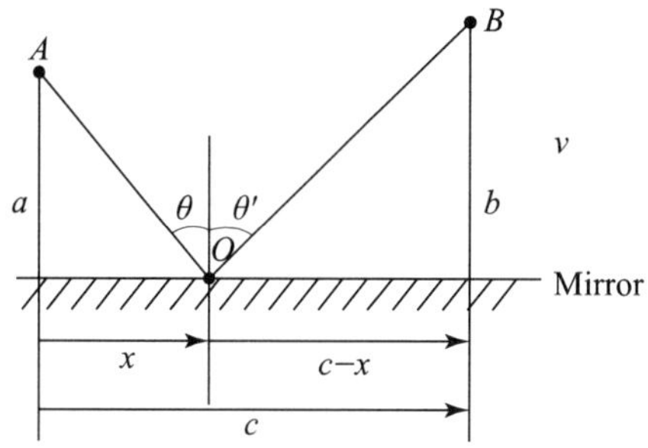

| 풀이 | 페르마 원리에 의해 빛의 이동시간은 최소이다.

$t_1 =$ 빛이 A에서 O까지 가는 데 걸린 시간

$t_2 =$ 빛이 O에서 B까지 가는 데 걸린 시간

$$t = t_1 + t_2$$

$$= \frac{\sqrt{a^2+x^2}}{v} + \frac{\sqrt{b^2+(c-x)^2}}{v}$$

$$\frac{dt}{dx} = 0 \rightarrow \frac{dt}{dx} = \frac{d}{dx}(t_1+t_2) = 0$$

$$\frac{d}{dx}\left(\frac{\sqrt{a^2+x^2}}{v} + \frac{\sqrt{b^2+(c-x)^2}}{v}\right) = \frac{1}{v}\left(\frac{2x}{2\sqrt{a^2+x^2}} + \frac{(c-x)(-1)}{2\sqrt{b^2+(c-x)^2}}\right) = 0$$

$$\frac{2x}{2\sqrt{a^2+x^2}} = \frac{(c-x)}{2\sqrt{b^2+(c-x)^2}}$$

$$\sin\theta = \sin\theta'$$

$$\therefore \theta = \theta'$$

예제 *4 동일한 재질의 렌즈를 띄워놓아 횡색수차를 없애기 위해서는 렌즈 사이의 거리가 $d = \frac{f_1+f_2}{2}$ 임을 증명하라.(단, 등가초점거리 $\frac{1}{f} = \frac{1}{f_1} + \frac{1}{f_2} - d\frac{1}{f_1}\frac{1}{f_2}$ 이며, $\frac{1}{f_1} = (n-1)K_1$, $\frac{1}{f_2} = (n-1)K_2$ 이다.)

| 풀이 | $\frac{1}{f} = (n-1)K_1 + (n-1)K_2 - d(n-1)^2K_1K_2$

색수차를 없애기 위해서는

$$\frac{d}{dn}\left(\frac{1}{f}\right) = \frac{d}{dn}\left\{(n-1)K_1 + (n-1)K_2 - d(n-1)^2 K_1 K_2\right\} = 0$$

$$K_1 + K_2 - 2d(n-1)K_1K_2 = 0$$

$$d = \frac{K_1 + K_2}{2(n-1)K_1K_2} = \frac{\frac{1}{(n-1)f_1} + \frac{1}{(n-1)f_2}}{2(n-1)\frac{1}{(n-1)f_1}\frac{1}{(n-1)f_2}} = \frac{\frac{f_1+f_2}{f_1f_2}}{\frac{2}{f_1f_2}}$$

$$\therefore\ d = \frac{f_1+f_2}{2}$$

예제 *5 두 개의 렌즈를 접합했을 때 횡색수차를 없애기 위해서는 $V_2P_{1D} + V_1P_{2D} = 0$임을 증명하라. (단, $P = (n_{1D}-1)K_1 + (n_{2D}-1)K_2$이다. P : 렌즈의 굴절력, n : 굴절률, K : 렌즈의 형상계수, $V = \frac{n_D - 1}{n_F - n_C}$이다.)

| 풀이 | $P = (n_{1D}-1)K_1 + (n_{2D}-1)K_2$

색수차를 없애기 위해서는

$$\frac{d}{dn}P = \frac{d}{dn}[(n_{1D}-1)K_1 + (n_{2D}-1)K_2] = 0$$

$$\frac{d}{dn}P = K_1 + K_2 = \frac{P_1}{(n_{1D}-1)} + \frac{P_2}{(n_{2D}-1)} = 0$$

$$\triangle P = \frac{P_1}{(n_{1D}-1)}\triangle n + \frac{P_2}{(n_{2D}-1)}\triangle n = 0$$

$$= \frac{P_1}{(n_{1D}-1)}\triangle n + \frac{P_2}{(n_{2D}-1)}\triangle n = \frac{n_{1f}-n_{1c}}{(n_{1D}-1)}P_1 + \frac{n_{2f}-n_{2c}}{n_{2D-1}}P_2$$

$(\because\ \triangle n = n_f - n_c)$

$$= \frac{1}{V_1}P_1 + \frac{1}{V_2}P_2 = 0$$ (여기서 $\frac{P_1}{V_1}$, $\frac{P_2}{V_2}$는 각 각 렌즈의 색수차이다.)

$$\therefore\ V_2P_1 + V_1P_2 = 0$$

7-5 Taylor와 Maclaurin 급수

Taylor정리

$$f(b)=f(a)+f'(a)(b-a)+\frac{1}{2!}f''(a)(b-a)^2+....+\frac{1}{n!}f^{(n)}(a)(b-a)^n$$
$$+\frac{1}{(n+1)!}f^{(n+1)}(c)(b-a)^{n+1}$$

$b=x$라고 두면

$$f(x)=f(a)+f'(a)(x-a)+\frac{1}{2!}f''(a)(x-a)^2+....+\frac{1}{n!}f^{(n)}(a)(x-a)^n$$
$$+\frac{1}{(n+1)!}f^{(n+1)}(a+\theta(b-a))(x-a)^{n+1}$$

로 나타낼 수 있는데, 이를 $x=a$에서 함수 $f(x)$의 Taylor급수라 하고 특히 $a=0$일 때

$$f(x)=f(0)+f'(0)x+\frac{1}{2!}f''(0)x^2+....+\frac{1}{n!}f^{(n)}(0)x^n$$
$$+\frac{1}{(n+1)!}f^{(n+1)}(0)x^{n+1}$$

을 Maclaurin급수라 한다. 그리고 다항식

$$P_n(x)=f(a)+f'(a)(x-a)+\frac{1}{2!}f''(0)(x-a)^2+....+\frac{1}{n!}f^{(n)}(a)(x-a)^n$$

을 $x=a$에서 f의 n차 Taylor 다항식이라 부른다.

예제 1 $f(x)=\cos x$를 $x=0$에서의 Taylor급수로 표시하라.

| 풀이 | $\cos x$와 그것의 미분은 다음과 같다.

$$f(x)=\cos x \qquad f'(x)=-\sin x$$
$$f''(x)=-\cos x \qquad f'''(x)=\sin x$$
$$\vdots \qquad \vdots$$
$$f^{(2n)}(x)=(-1)^n\cos x \qquad f^{(2n+1)}(x)=(-1)^{n+1}\sin x$$

$x=0$일 때 $\cos x=1, \sin x=0$이므로

$$f^{(2n)}(0) = (-1)^n, \quad f^{(2n+1)}(0) = 0$$

구하는 0에 대한 Taylor 급수는

$$\therefore \cos x = 1 - \frac{x^2}{2!} + \frac{x^4}{4!} - \ldots.. + (-1)^n \frac{x^{2n}}{(2n)!} + \ldots.$$

예제 2 $\ln(1+x)$의 Maclaurin급수를 구하라.

풀이 함수 $f(x) = \ln(1+x)$의 미분은

$$f(0) = \ln 1 = 0$$

$$f'(0) = \frac{1}{1+x} = \frac{1}{1} = 1$$

$$f''(0) = -\frac{1}{(1+x)^2} = -\frac{1}{1} = -1$$

$$f^{(3)}(0) = \frac{2}{(1+x)^3} = 2$$

$$\vdots$$

$$f^{(n)}(0) = (-1)^{n+1} \frac{(n-1)!}{(1+x)^n} = (-1)^{n+1}(n-1)!$$

따라서

$$\therefore \ln(1+x) = x - \frac{x^2}{2} + \frac{x^3}{3} - \ldots. + (-1)^{n-1} \frac{x^n}{n} + \ldots..$$

예제 3 e^x의 Maclaurin급수의 다항식 $P_0, P_1, P_2, \ldots, P_n$을 구하라.

풀이 $f(x) = e^x$라 하면

$$f(x) = f'(x) = f''(x) = \ldots = f^{(n)}(x) = e^x$$

따라서

$$P_0(x) = f(0) = 1$$

$$P_1(x) = f(0) + f'(0)x = 1 + x$$

$$P_2(x) = f(0) + f'(0)x + \frac{f''(0)}{2!}x^2 = 1 + x + \frac{1}{2}x^2$$

$$\vdots$$

$$P_n(x) = f(0) + f'(0)x + \frac{f''(0)}{2!}x^2 + \ldots\ldots + \frac{f^{(n)}(0)}{n!}x^n$$

$$= 1 + x + \frac{1}{2!}x^2 + \frac{1}{3!}x^3 + \ldots.. + \frac{1}{n!}x^n$$

예제 4 $f(x) = \sin x$를 $x = 0$에서의 Taylor급수로 표시하라.

$\sin x$와 그것의 미분은 다음과 같다.

$$f(x) = \sin x \qquad f'(x) = \cos x$$

$$f''(x) = -\sin x \qquad f'''(x) = -\cos x$$

$x = 0$일 때 $\cos x = 1, \sin x = 0$이므로, 구하는 0에 대한 Taylor 급수는

$$f(0) = \sin 0 = 0 \qquad f'(0) = \cos 0 = 1$$

$$f''(0) = -\sin 0 = 0 \qquad f'''(0) = -\cos 0 = -1$$

$$\sin x = f(0) + f'(0)x + \frac{1}{2!}f''(0)x^2 + \frac{1}{3!}f'''(0)x^3 + \frac{1}{4!}f'''(0)x^4 + \ldots.$$

$$\therefore \sin x = x - \frac{1}{3!}x^3 + \frac{1}{5!}x^5 + \ldots\ldots.$$

예제*5 $\frac{\lambda'}{\lambda} = \sqrt{\frac{1-\frac{v}{c}}{1+\frac{v}{c}}}$ 에서 $v \ll c$일 때, $\frac{\lambda'}{\lambda} = 1 - \frac{v}{c}$ 됨을 유도하라.

| 풀이 |

$$\frac{\lambda'}{\lambda} = \sqrt{\frac{1-\frac{v}{c}}{1+\frac{v}{c}}} = \left(\frac{c-v}{c+v}\right)^{\frac{1}{2}} = \left(1 - \frac{2v}{c+v}\right)^{\frac{1}{2}} = (1-x)^{\frac{1}{2}}$$

$(\because \frac{v}{c+v} = x$ 놓으면$)$

$$\frac{\lambda'}{\lambda} = f(0) + f'(0)x + \frac{1}{2!}f''(0)x^2 + \frac{1}{3!}f'''(0)x^3 + \frac{1}{4!}f'''(0)x^4 + \ldots.$$

$f(0)=1,\ f'(x)=\dfrac{-1}{2\sqrt{1-x}},\ f'(0)=-1$ 이고, x^2차수 이상에서는 무시한다.

$\dfrac{\lambda'}{\lambda}=1-\dfrac{1}{2}\dfrac{2v}{(c+v)}\cdots\cdots$ $v \ll c$이므로

$\therefore\ \dfrac{\lambda'}{\lambda}=1-\dfrac{v}{c}$

7-6 미분을 이용한 극한 계산

부정형 $\dfrac{0}{0}$의 극한

$\lim\limits_{x\to a}f(x)=0, \lim\limits_{x\to a}g(x)=0$ 이고 $\lim\limits_{x\to a}\dfrac{f'(x)}{g'(x)}$ 가 존재하면,

$$\lim_{x\to a}\frac{f(x)}{g(x)}=\lim_{x\to a}\frac{f'(x)}{g'(x)}$$

부정형 $\dfrac{\infty}{\infty}$의 극한

$\lim\limits_{x\to a}f(x)=0, \lim\limits_{x\to a}g(x)=0$ 이고 $\lim\limits_{x\to a}\dfrac{f'(x)}{g'(x)}$ 가 존재하면,

$$\lim_{x\to a}\frac{f(x)}{g(x)}=\lim_{x\to a}\frac{f'(x)}{g'(x)}$$

예제 1 $\lim\limits_{x\to 0}\dfrac{\sin x}{x}$ 를 구하라.

| 풀이 | $\lim\limits_{x\to 0}\dfrac{\sin x}{x}=\lim\limits_{x\to 0}\dfrac{\cos x}{1}=\lim\limits_{x\to 0}\dfrac{\cos 0}{1}=1$

예제 2 극한값 $\lim\limits_{x\to \frac{\pi}{2}}\dfrac{\sin 2x}{\cos x}$ 를 구하라.

| 풀이 | $\lim\limits_{x\to \frac{\pi}{2}}\dfrac{\sin 2x}{\cos x}=\lim\limits_{x\to \frac{\pi}{2}}\dfrac{2\cos 2x}{-\sin x}=\dfrac{2\cos\pi}{-\sin\dfrac{\pi}{2}}=\dfrac{2(-1)}{-1}=2$

예제*3 코딩톤 인자 $\sigma = \dfrac{1+\dfrac{r_1}{r_2}}{1-\dfrac{r_1}{r_2}}$ 에서 $r_1 \to \infty$ 일 때, $\lim_{r_1 \to \infty} \dfrac{1+\dfrac{r_1}{r_2}}{1-\dfrac{r_1}{r_2}}$ 를 구하라.

| 풀이 |

$$\lim_{r_1 \to \infty} \frac{1+\dfrac{r_1}{r_2}}{1-\dfrac{r_1}{r_2}} = \lim_{r_2 \to \infty} \frac{+\dfrac{1}{r_2}}{-\dfrac{1}{r_2}} = -1$$

7-7 편미분

변수가 두 개일 때, 한 변수를 상수로 놓고 미분을 하면 변수가 1개인 도함수가 되는데, 이를 편미분이라 한다. 이때 임의의 점에서의 미분계수를 편미분계수라 한다. 함수 $f(x, y)$의 x에 관한 편미분은 $\dfrac{\partial f(x,\ y)}{\partial x}$, y에 관한 편미분은 $\dfrac{\partial f(x,\ y)}{\partial y}$로 표시한다.

예제 1 $f(x,y) = x^2y + xy^2$ 일 때, $\dfrac{\partial}{\partial x} f(x,y)$, $\dfrac{\partial}{\partial y} f(x,y)$ 를 구하라.

| 풀이 |

$$\frac{\partial}{\partial x} f(x,y) = \frac{\partial}{\partial x}(x^2y + xy^2) = 2xy + y^2$$

$$\frac{\partial}{\partial y} f(x,y) = \frac{\partial}{\partial y}(x^2y + xy^2) = x^2 + 2xy$$

예제 2 $f(x,y) = x^2y + xy^2$ 일 때, $\dfrac{\partial}{\partial x} f(2,3)$, $\dfrac{\partial}{\partial y} f(2,3)$을 구하라.

| 풀이 |

$$\frac{\partial}{\partial x} f(x,y)|_{(2,3)} = 2xy + y^2|_{(2,3)} = 12 + 9 = 21$$

$$\frac{\partial}{\partial y} f(x,y)|_{(2,3)} = x^2 + 2xy|_{(2,3)} = 4 + 8 = 12$$

예제 3 $f(x,y) = x^2 \text{sin} y$ 일 때, $\dfrac{\partial}{\partial x} f(x,y)$, $\dfrac{\partial}{\partial y} f(x,y)$ 를 구하라.

| 풀이 |

$$\frac{\partial}{\partial x} f(x,y) = \frac{\partial}{\partial x}(x^2 \text{sin} y) = 2x siny$$

$$\frac{\partial}{\partial y}f(x,y) = \frac{\partial}{\partial y}(x^2 \sin y) = x^2 \cos y$$

예제 4 다음 파동방정식 $y = A_0 \sin(kx - \omega t)$에서 $\frac{\partial y}{\partial x}$, $\frac{\partial y}{\partial t}$를 구하라.

| 풀이 |

$$\frac{\partial y}{\partial x} = A_0 \cos(kx - \omega t)k = A_0 k \cos(kx - \omega t)$$

$$\frac{\partial y}{\partial t} = A_0 \cos(kx - \omega t)(-\omega) = -A_0 \omega \cos(kx - \omega t)$$

제7장 연습문제

1) 다음 함수를 미분하라.

(1) $y = -\dfrac{1}{x^3}$ (2) $y = \dfrac{x^2+1}{x^3+1}$

(3) $y = x\tan x$ (4) $y = \sqrt{(3-x)^2+x^2}$

2) 공기 중의 프리즘(굴절률 n)에서 입사광선과 출사광선이 대칭적으로 통과할 때 꺾임각이 최소가 되는 것을 증명하라.(단, $\delta = \theta_1 + \theta_2 - A$, $\dfrac{d}{dx}(\sin^{-1}x) = \dfrac{1}{\sqrt{1-x^2}}$)

3) 페르마 원리와 미분을 이용하여 굴절법칙을 유도하라.

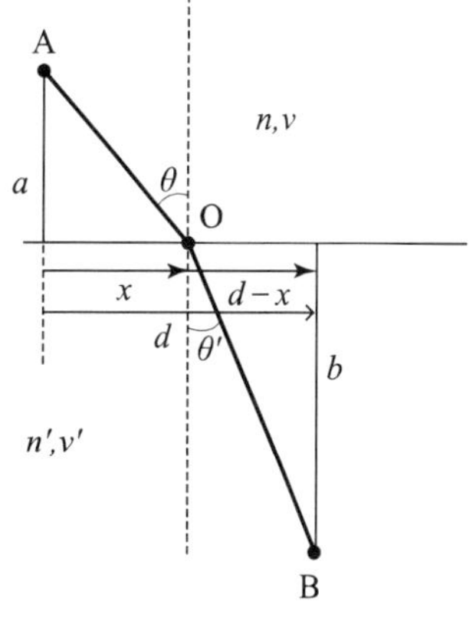

4) $\displaystyle\lim_{x\to 0}\frac{3x}{1-\cos x}$ 를 구하라.

5) $f(x,y) = 4x^3 + xy^3$ 일 때, $\dfrac{\partial}{\partial x}f(x,y)$, $\dfrac{\partial}{\partial y}f(x,y)$ 를 구하라.

제 8 장

적분 들어가기

물리광학에서 두 개의 빔에 의한 간섭현상을 다룰 때 복사조도는 시간에 대한 평균값이다. 시간에 대한 복사조도 평균값은 파동함수를 제곱하고 처음에서 반 파장까지 적분한 후 π로 나눈 값이다.

안경재료학에서 안경테를 고주파로 땜질을 할 경우 자기장의 시간에 대한 변화가 유도전류를 발생시키고 유도전류가 많은 열을 발생시켜 땜질이 가능하게 된다. 이 때 도선 주의의 자기장은 암페어 법칙에 의해 폐 적분으로 구할 수 있다.

이 장에서는 부정적분, 치환적분, 부분적분, 폐 적분의 기본적인 사항을 다루었다.

8. 적분

8-1 부정적분

$f(x)$를 도함수로 갖는 함수 $F(x)$, 즉 $F'(x)=f(x)$가 되는 함수 $F(x)$를 $f(x)$의 부정적분이라 한다.

$$\int f(x)dx = F(x) + C$$

로 나타내며, C는 적분상수라 부른다.

부정적분의 공식

부정적분의 공식은 도함수의 역이다.

(1) $\dfrac{d}{dx}x = 1 \quad \rightarrow \quad \int dx = x + C$

(2) $\dfrac{d}{dx}x^{n+1} = (n+1)x^n \quad \rightarrow \quad \int x^n dx = \dfrac{x^{n+1}}{n+1} + C$

(3) $\dfrac{d}{dx}logx = \dfrac{1}{x} \ (x>0) \quad \rightarrow \quad \int \dfrac{dx}{x} = \log|x| + C$

(4) $\dfrac{d}{dx}cos = -\sin x \quad \rightarrow \quad \int \sin x dx = -\cos x + C$

(5) $\dfrac{d}{dx}sinx = \cos x \quad \rightarrow \quad \int \cos x dx = \sin x + C$

(6) $\dfrac{d}{dx}tanx = \dfrac{1}{\cos^2 x} \quad \rightarrow \quad \int \dfrac{dx}{\cos^2 x} = \tan x + C$

(7) $\dfrac{d}{dx}e^x = e^x \quad \rightarrow \quad \int e^x dx = e^x + C$

(8) $\dfrac{d}{dx}arcsinx = \dfrac{1}{\sqrt{1-x^2}} \quad \rightarrow \quad \int \dfrac{1}{\sqrt{1-x^2}}dx = \arcsin x + C$

(9) $\dfrac{d}{dx}arctanx = \dfrac{1}{1+x^2} \quad \rightarrow \quad \int \dfrac{1}{1+x^2}dx = \arctan x + C$

(10) $\dfrac{d}{dx}a^x = a^x \log x \quad \rightarrow \quad \int a^x dx = \dfrac{a^x}{\log a} + C \ (a>0,\ a \neq 1)$

예제 1 다음 부정적분을 구하라.

(1) $\int \sqrt{x}\,dx$ (2) $\int \frac{1}{x^2}dx$ (3) $\int (\sin x + x^2)dx$ (4) $\int \sin^2\frac{x}{2}\,dx$

| 풀이 | (1) $\int \sqrt{x}\,dx = \int x^{\frac{1}{2}}dx = \frac{1}{\frac{1}{2}+1}x^{\frac{1}{2}+1} + c = \frac{2}{3}x^{\frac{3}{2}} + c = \frac{2}{3}x\sqrt{x} + c$

(2) $\int \frac{1}{x^2}dx \int x^{-2}dx = \frac{1}{-1}x^{-1} + c = -\frac{1}{x} + c$

(3) $\int (\sin x + x^2)dx = -\cos x + \frac{1}{3}x^3 + c$

(4) $\int \sin^2\frac{x}{2}\,dx = \int \frac{1}{2}(1-\cos x)dx = \frac{1}{2}(x - \sin x) + c = \frac{1}{2}x - \frac{1}{2}sinx + c$

예제 2 다음 부정적분을 구하라.

(1) $\int x^2\sqrt{x}\,dx$ (2) $\int \frac{1}{x^4}dx$ (3) $\int (\cos x + x^4)dx$ (4) $\int \cos^2\frac{x}{2}\,dx$

| 풀이 | (1) $\int x\sqrt{x}\,dx = \int x^{\frac{5}{2}}dx = \frac{1}{\frac{5}{2}+1}x^{\frac{5}{2}+1} + c = \frac{2}{7}x^{\frac{7}{2}} + c = \frac{2}{7}x^3\sqrt{x} + c$

(2) $\int \frac{1}{x^4}dx = \int x^{-4}dx = \frac{1}{-3}x^{-3} + c = -\frac{1}{3}\frac{1}{x^3} + c$

(3) $\int (\cos x + x^4)dx = \sin x + \frac{1}{5}x^5 + c$

(4) $\int \cos^2\frac{x}{2}\,dx = \int \frac{1}{2}(1+\cos x)dx = \frac{1}{2}x + \frac{1}{2}sinx + c$

8-2 치환적분법

치환적분법의 정의

(1) 변수를 다른 변수로 바꾸는 적분법을 치환적분법이라 한다.

(2) 합성함수의 미분법을 역으로 한 적분법이다.

함수 $f(x)$의 부분적분을 $F(x)$라 하면

$$\int f(x)dx = F(x) + C$$

이고, x를 다른 변수 t의 미분 가능한 함수 $x = g(t)$라 하면

$$F(x) = F(g(t))$$

이므로, 합성함수의 미분법에 의하여

$$\frac{d}{dt}F(x) = \frac{d}{dt}F(g(t)) = F'(g(t))g'(t) = f(g(t))g'(t)$$

이다. 양변을 변수 t로 적분을 하면

$$F(x) + C = \int f(g(t))g'(t)dt$$

이다. 따라서 다음이 성립한다.

$$\int f(x)dx = \int f(g(t))g'(t)dt$$

예제 1 $\int (3x+3)^4 dx$를 구하라.

| 풀이 | $\int (3x+3)^4 dx$에서 $3x+3 = t$라 놓으면

$$3dx = dt \rightarrow dx = \frac{1}{3}dt$$

$$\int (3x+3)^4 dx = \int t^4 \frac{1}{3}dt = \frac{1}{3}\int t^4 dt = \frac{1}{3}\frac{1}{5}t^5 + c = \frac{1}{15}(3x+3)^5 + c$$

예제 2 $\int \sin 5x\, dx$를 구하라.

| 풀이 | $\int \sin 5x\, dx$에서 $5x = t$라 놓으면

$$5dx = dt \rightarrow dx = \frac{1}{5}dt$$

$$\int \sin t \frac{1}{5}dt = \int \sin t \frac{1}{5}dt = \frac{1}{5}\int \sin t dt = \frac{1}{5}(-\cos t) + c = -\frac{1}{5}cos5x + c$$

8-3 부분적분법

부분적분법의 정의

곱의 미분법을 역으로 한 적분법이다.

곱의 미분법은

$$\{f(x)g(x)\}' = f'(x)g(x) + f(x)g'(x)$$

이므로

$$f(x)g(x) = \int f'(x)g(x)dx + \int f(x)g'(x)dx$$

이다. 따라서

$$\int f(x)g'(x)dx = f(x)g(x) - \int f'(x)g(x)dx$$

가 성립한다.

부분적분법에서 미분하면 간단해지는 것은 $f(x)$로, 적분하기 쉬운 것은 $g'(x)$로 놓으면 편리하게 적분할 수 있다.

예제 1 $\int x\cos x dx$를 구하라.

| 풀이 | $\int x\cos x dx$에서 미분해서 간단해지는 x를 $f(x)$로 $\cos x$를 $g'(x)$로 놓는다.

$f'(x) = 1,\ g(x) = \sin x$

$$\int x\cos x dx = x\sin x - \int \cos x\, dx = x\sin x - \sin x + c$$

예제 2 $\int (2x+1)\sin 3x dx$를 구하라.

| 풀이 | $\int (2x+1)\sin 3x dx$에서 미분해서 간단해지는 $2x+1$를 $f(x)$로 $\sin 3x$를 $g'(x)$로 놓는다.

$f'(x) = 2,\ g(x) = \frac{1}{3}cos3x$

$$\int (2x+1)\sin 3x dx = (2x+1)\sin 3x - 2\int \sin 3x\, dx = (2x+1)\sin x + \frac{2}{3}cos3x + c$$

8-4 정적분

함수 $f(x)$가 [a, b]에서 연속일 때, 함수 $f(x)$의 부정적분을 $F(x)$라고 하면 다음이 성립한다.

$$\int_a^b f(x)dx = [F(x)] = F(b) - F(a)$$

예제 1 $\int_0^{\frac{\pi}{2}} \cos 3x dx$를 구하라.

| 풀이 | $\int_0^{\frac{\pi}{2}} \cos 3x dx = \left[-\frac{1}{3}sin3x\right]_0^{\frac{\pi}{2}} = -\frac{1}{3}(-1) = \frac{1}{3}$

예제 2 $\int_0^1 x\sqrt{x}\, dx$를 구하라.

| 풀이 | $\int_0^1 x\sqrt{x}\, dx = \int_0^1 x^{\frac{3}{2}} dx = \left[\frac{2}{5}x^{\frac{5}{2}}\right]_0^1 = \frac{2}{5}(1-0) = \frac{2}{5}$

예제 *3 $E = E_0\cos\theta$에서 E의 평균값$\langle E\rangle = \frac{1}{\pi}\int_0^{\pi} E_0\cos^2\theta d\theta$를 구하라.

| 풀이 | $\langle E\rangle = \frac{1}{\pi}\int_0^{\pi} E_0\cos^2\theta d\theta = E_0\frac{1}{\pi}\int_0^{\pi}\frac{1}{2}(1+\cos 2\theta)d\theta = \frac{1}{2}\frac{1}{\pi}E_0\left[\theta + \frac{1}{2}sin2\theta\right]_0^{\pi}$

$= \frac{1}{2}\frac{1}{\pi}E_0(\pi - 0) = \frac{1}{2}E_0$

8-5 폐구간 선적분

적분하고자 하는 변수가 곡선을 따라 움직일 때, 이 변수에 대한 정적분을 선적분이라 하며, 적분구간이 한 점으로부터 시작하여 진행을 하다가 다시 시작점까지 돌아온 경우, 즉 폐구간인 경우에는 폐구간 선적분이라 한다. 폐구간 선적분을 나타내는 기호는

$$\oint$$

이다.

예제 *1 직선 전도체에 전류(i)를 흘리면 자기장이 도선 주위에 형성된다. 이 때 도선에서 거리 r만큼 떨어져 있는 곳에서의 자기장의 세기(B)를 구하라. (hint: $\oint \vec{B} \cdot d\vec{l} = \mu_0 i$을 사용하며, μ_0는 상수이다.)

풀이 $\oint \vec{B} \cdot d\vec{l}$ 에서 $\oint \vec{B} \cdot d\vec{l} = B2\pi r = \mu_0 i$

(원둘레가 $2\pi r$이므로)

$$B = \frac{\mu_0 i}{2\pi r}$$

제8장 연습문제

1) 다음 부정적분을 구하라.

(1) $\int x\sqrt{x}\,dx$

(2) $\int \frac{1}{x^3}dx$

(3) $\int (\sin x + 4\cos x)dx$

(4) $\int \sin^2\frac{x}{2}\,dx$

2) $\int \sin^4 x\,\cos x\,dx$를 구하라.

3) $\int 3x\cos 3x dx$를 구하라.

4) $\int_0^2 (4x^2-5x)dx$를 구하라.

5) $\int_0^1 \sqrt{2x+2}\,dx$를 구하라.

6) $\frac{1}{\pi}\int_0^\pi E_0 \sin\theta\cos\theta\,d\theta$를 구하라.

제 9 장

도형 들어가기

안경렌즈는 일반적으로 구면으로 이루어져 있으며, 구면으로 인한 수차인 구면수차를 줄이기 위해 비구면으로 제조되는 경우 비구면렌즈라고 한다. 구면인 경우 볼록렌즈에서는 빛의 입사고가 증가함에 따라 초점이 왼쪽으로 이동하고, 오목렌즈인 경우는 반대가 된다. 입사 고에 상관없이 초점이 한 점에 맺히기 위해서는 구면이 아닌 렌즈의 곡률이 완만한 포물면인 비 구면이어야 한다.

사람의 눈에서 각막은 구면이 아니고 타원면인 비구면으로 되어 있는데, 평균이심률은 0.48이다.

이 장에서는 구면의 2차원인 원의 방정식을 소개하고 비구면인 포물면과 타원면의 2차원인 포물선과 타원에 관해서 논하겠다.

9. 도형

9-1 원의 방정식

원의 정의

원은 평면 위의 한 점에서 거리가 일정한 점들의 자취로 정의되며, 정점을 원의 중심, 일정한 거리를 원의 반지름이라 한다.

원의 방정식

원의 중심이(a, b)이고 반지름이 r인 원의 방정식은

$$(x-a)^2+(y-b)^2=r^2$$

이고, 위식을 전개하면

$$x^2+y^2-2ax-2by+a^2+b^2-r^2=0$$

이다. 여기서 $-2a=A$, $-2b=B$, $a^2+b^2-r^2=C$로 놓으면

$$x^2+y^2+Ax+By+C=0$$

이다.

예제 1 원방정식 $x^2+y^2+4x-4y=0$의 중심과 반지름을 구하라.

| 풀이 | $x^2+4x+4-4+y^2-4y+4-4=(x+2)^2+(y-2)^2-8=0$

$\therefore$ 원의중심 $(-2,2)$, 반지름 $\sqrt{8}$

예제 2 두 점 A(4, 5), B(1,1)을 지름으로 하는 원의 방정식을 구하라.

| 풀이 | 원의 중심은 $(\frac{4+1}{2}, \frac{5+1}{2})$이고

원의 반지름은 $\sqrt{(\frac{4-1}{2})^2+(\frac{5-1}{2})^2}=\sqrt{\frac{9}{4}+4}=\frac{5}{2}$

$\therefore\ (x-\frac{5}{2})^2+(y-3)^2=\frac{25}{4}$

9-2 포물선의 방정식

포물선의 정의

포물선은 평면에서 초점과 준선에 이르는 거리가 같은 점들의 자취이다.

포물선 방정식

직교좌표계에서 준선이 x축에 평행하고 원점을 꼭짓점으로 하는 포물선을 생각할 때, 초점은 y축 위의 한 점이 된다. 그림과 같이 초점 F(0, a)와 준선 ℓ, $y=-a$가 있다고 할 때 포물선 위의 한 점 P(x, y)에서 초점 또는 준선까지의 거리는 아래와 같다.

점 P와 초점 F의 거리: $x^2+(y-a)^2$

점 P와 준선 ℓ의 거리: $y+a$

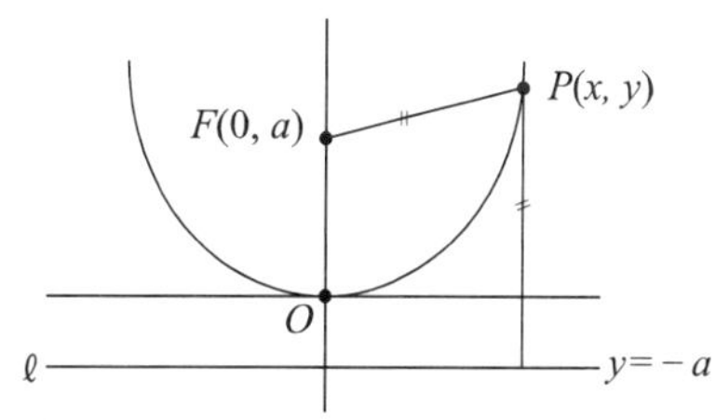

포물선의 정의에 의해 위 두 거리가 같으므로;

$$x^2+(y-a)^2=y+a$$

$$x^2+y^2-2ay+a^2=y^2+2ay+a^2$$

$$x^2=4ay,\ y=\frac{x^2}{4a}$$

초점의 좌표는 (0, a), 준선의 방정식은 $y=-a$이다.

예제 1 $y=4-2x+x^2$의 포물선의 정점, 초점, 준선의 방정식을 구하라.

| 풀이 | $y=3-2x+x^2$에서 $x^2-2x+4-4+3=y$

$(x-2)^2-1=y \rightarrow (x-2)^2=(y+1) \rightarrow X^2=4(\frac{1}{4})Y$

정점은 (2, -1)이고, 초점 $(0+2, \frac{1}{4}-1)=(2, -\frac{3}{4})$이고 $y=-\frac{1}{4}-1=-\frac{5}{4}$

$\therefore$ 정점 (2, -1), 초점 $(2, -\frac{3}{4})$, 준선방정식 $y=-\frac{5}{4}$

예제 2 $y^2-y=3x$의 포물선의 정점, 초점, 준선의 방정식을 구하라.

| 풀이 | $y^2-y=3x$에서 $y^2-y+1-1=3x \rightarrow (y-1)^2=4(\frac{3}{4})(x-\frac{1}{3})$

정점은 $(\frac{1}{3}, 1)$, 초점 $(\frac{3}{4}+\frac{1}{3}, 0+1)=(\frac{13}{12}, 1)$이고 $x=-\frac{3}{4}+\frac{1}{3}=-\frac{5}{12}$

$\therefore$ 정점 $(\frac{1}{3}, 1)$, 초점, $(\frac{13}{12}, 1)$, 준선방정식 $x=-\frac{5}{12}$

9-3 타원의 방정식

타원의 정의

타원은 평면 위의 두 정점에서 거리의 합이 일정한 점들의 집합으로 만들어지는 곡선이다. 타원을 정의하는 기준이 되는 두 정점을 타원의 초점이라고 한다.

타원방정식

2차원 직교좌표계에서 원점 O가 타원의 장축과 단축의 교점이며, 각 축이 x축이나 y축과 일치할 때의 타원의 방정식은 다음과 같이 간단히 표현된다.

$$\frac{x^2}{a^2}+\frac{y^2}{b^2}=1$$

장축이 x축과 일치할 때, 2a는 타원의 장축의 길이, 2b는 단축의 길이가 된다. 초점 F, F'은 (k, 0), (-k, 0)이다.

이심률

타원이 찌그러진 정도를 나타내는 이심률은 다음과 같이 정의된다.

$$\varepsilon=\frac{k}{a}=\frac{\sqrt{a^2-b^2}}{a}=\sqrt{1-\frac{b^2}{a^2}}$$

원은 이심률이 0인 경우이고, 이심률이 작을수록 원에 가깝다.

예제 1 타원 방정식 $9x^2+16y^2=144$의 장축, 단축, 이심률, 초점을 구하라.

| 풀이 | $\frac{1}{16}x^2+\frac{1}{9}y^2=1 \rightarrow (\frac{x}{4})^2+(\frac{y}{3})^2=1$

장축 4, 단축 3, 이심률$=\dfrac{k}{a}=\dfrac{\sqrt{a^2-b^2}}{a}=\dfrac{\sqrt{7}}{4}$, 초점 $(\sqrt{7}, 0), (-\sqrt{7}, 0)$

예제 2 타원 방정식 $x^2+y^2-2x+2y=0$의 장축, 단축, 이심률, 초점을 구하라

| 풀이 | $2x^2+3y^2-4x+6y=0 \to 2x^2-4x+2-2+3y^2+6y+3-3=0$

$2(x-1)^2+3(y+1)^2=5 \to \dfrac{(x-1)^2}{(\sqrt{\frac{5}{2}})^2}+\dfrac{(y+1)^2}{(\sqrt{\frac{5}{3}})^2}=1$

장축 $\sqrt{\dfrac{5}{2}}$, 단축 $\sqrt{\dfrac{5}{3}}$,

이심률$=\dfrac{k}{a}=\dfrac{\sqrt{\frac{5}{2}-\frac{5}{3}}}{\sqrt{\frac{5}{2}}}=\sqrt{\dfrac{1}{3}}$, 초점 $(\sqrt{\dfrac{5}{6}}, 0), (-\sqrt{\dfrac{5}{6}}, 0)$

안경수학 연습문제 풀이

1장 안경수학의 기초지식

1) 한 변의 길이가 5인 정육면체의 대각선의 길이를 구하라.

풀이 밑면의 대각선의 길이 a는

$a = \sqrt{5^2 + 5^2} = 5\sqrt{2}$

정육면체의 대각선의 길이 b는

$b = \sqrt{(5\sqrt{2})^2 + 5^2} = \sqrt{50 + 25} = \sqrt{75} = 5\sqrt{3}$

2) 다음 그림과 같이 빛이 빛의 속도가 v이고 굴절률이 n인 매질 A점에서 빛의 속도가 v'이고 굴절률이 n'인 B점으로 굴절하여 B로 갈 때, 걸리는 시간을 피타고라스 정리를 이용하여 구하라.(단, 시간=거리/속도)

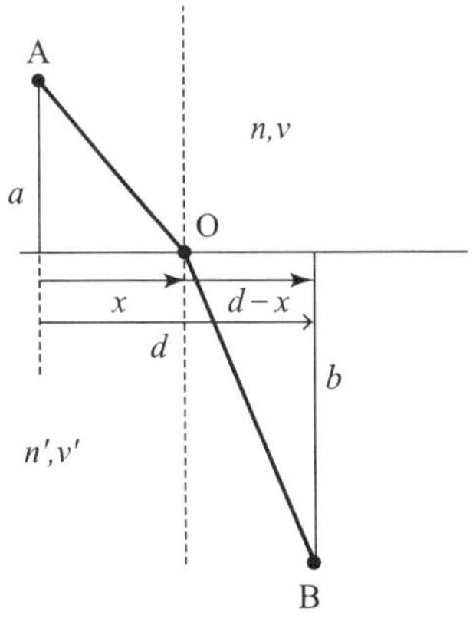

풀이 $t_1 =$ 빛이 A에서 O까지 가는 데 걸린 시간

$t_2 =$ 빛이 O에서 B까지 가는 데 걸린 시간

$$t = t_1 + t_2$$

$$= \frac{\sqrt{a^2+x^2}}{v} + \frac{\sqrt{b^2+(d-x)^2}}{v'}$$

3) 위상차 π에 대응하는 가장 짧은 경로차 Δ는? $\delta = \frac{2\pi}{\lambda}\Delta$을 이용하라.(단, λ는 파장이다.)

| 풀이 | $\Delta = \frac{\lambda}{2\pi}\delta$

$$\Delta = \frac{\lambda}{2\pi}\pi = \frac{\lambda}{2}$$

4) 토릭렌즈 CL 앞에 물점이 있고 두 개의 선상이 있다. 위에서 본 것과 옆에서 본 것을 다음 그림에 표시하였다. 이때 전초선의 길이는 $V_1V_2 = (\frac{v_2 - v_1}{v_2})CL$이고, 후초선의 길이는 $H_1H_2 = (\frac{v_2 - v_1}{v_1})CL$ 이다. 비례식을 이용하여 최소착란원의 거리 s와 직경 d를 구하라.

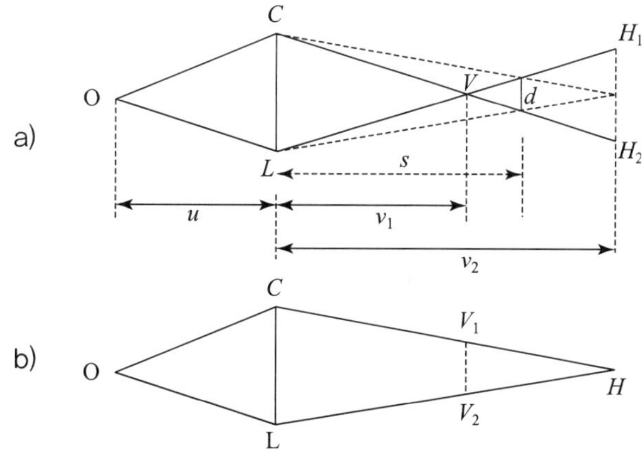

a) 위에서 본 것, b) 옆에서 본 것

| 풀이 | $d : CL = v_2 - s : v_2$

$$d : H_1H_2 = s - v_1 : v_2 - v_1$$

두 식에서 $H_1H_2 = \left(\frac{v_2 - v_1}{v_1}\right)CL$을

대입해서 풀면

$$\therefore s = \frac{2v_1v_2}{v_1 + v_2},\ d = \left(\frac{v_2 - v_1}{v_2 + v_1}\right)CL$$

5) 5D의 안경렌즈를 착용하는 사람이 콘택트렌즈로 바꾸고자 한다. 콘택트렌즈의 굴절력은?

(단, 정점간 거리는 14 mm이다.) hint: $P_c = \dfrac{P_s}{1-xP_s}$

| 풀이 | $$P_c = \frac{P_s}{1-xP_s} = \frac{5}{1-(0.014)(5)} = \frac{5}{1-0.07} = 5.38D$$

6) 5D렌즈의 광학적 중심점에서 3 mm 떨어진 곳에서의 프리즘 효과는?(hint: 프렌티스 공식 $P = \dfrac{d \times D}{10}$ 을 사용하라.)

| 풀이 | $$P = \frac{d \times D}{10}$$

$$P = \frac{3 \times 5}{10} = \frac{15}{10} = 1.5\triangle$$

7) $\dfrac{1.523}{v} - \dfrac{1}{(-50)} = \dfrac{1.523-1}{5}$ 를 풀어라.

| 풀이 | $$\frac{1.523}{v} = \frac{1.523-1}{5} + \frac{1}{-50}$$

양변에 100을 곱한다.

$$\frac{152.3}{v} = \frac{52.3}{5} - \frac{100}{50} = \frac{523-100}{50} = \frac{423}{50}$$

양변에 v를 곱하고 이항 정리한다.

$$\frac{423}{50}v = 152.3$$

$$v = 152.3 \times \frac{50}{423} = 18$$

2장 삼각함수

1) 물의 Brewster 각은 56.12°이다. 이 각을 도, 분, 초로 표시하라.

| 풀이 | $$\frac{12}{100} = \frac{x}{60} \rightarrow x = \frac{12 \times 60}{100} = 7.2$$

$$\frac{20}{100}=\frac{x}{60}\rightarrow x=\frac{20\times 60}{100}=12$$

$$\therefore 56^{\circ}7'12''$$

2) $\dfrac{\cos\theta+1}{\sin\theta}+\dfrac{\sin\theta}{\cos\theta-1}=0$ 임을 증명하라.

| 풀이 | $\dfrac{\cos\theta+1}{\sin\theta}+\dfrac{\sin\theta}{\cos\theta-1}=\dfrac{\cos^2\theta-1+\sin^2\theta}{\sin\theta(\cos\theta-1)}$

$$=\frac{1-1}{\sin\theta(\cos\theta-1)}=0$$

3) 다음을 증명하라.

$$\cos\left(\frac{\pi}{2}+\theta\right)=-\sin\theta,\ \tan\left(\frac{\pi}{2}-\theta\right)=\cot\theta$$

| 풀이 | $\cos\left(\dfrac{\pi}{2}+\theta\right)=\sin\left(\dfrac{\pi}{2}+\dfrac{\pi}{2}+\theta\right)=\sin(\pi+\theta)=-\sin\theta$

$$\tan\left(\frac{\pi}{2}-\theta\right)=\frac{\sin\left(\frac{\pi}{2}-\theta\right)}{\cos\left(\frac{\pi}{2}-\theta\right)}=\frac{\cos\theta}{\sin\theta}=\cot\theta$$

4) 삼각함수의 덧셈공식을 이용하여 다음을 증명하라.

$$\cos(\pi+\theta)=-\cos\theta$$

$$\tan(\pi-\theta)=-\tan\theta$$

| 풀이 | $\cos(\pi+\theta)=\cos\pi\cos\theta-\sin\pi\sin\theta=(-1\times\cos\theta)-(0\times\sin\theta)$

$$=-\cos\theta$$

$$\tan(\pi-\theta)=\frac{\tan\pi-\tan\theta}{1+\tan\pi\tan\theta}=\frac{-\tan\theta}{1+0}=-\tan\theta$$

5) 다음을 증명하라.

$$\cos A+\cos B=2\cos\frac{A+B}{2}\cos\frac{A-B}{2}$$

| 풀이 | sin덧셈공식에서

$$\cos(\alpha+\beta)=\cos\alpha\cos\beta-\sin\alpha\sin\beta$$

$$\cos(\alpha-\beta)=\cos\alpha\cos\beta+\sin\alpha\sin\beta$$

두 식을 더하면

$\cos(\alpha+\beta)+\cos(\alpha-\beta)=2\cos\alpha\cos\beta$

여기에서

$\alpha+\beta=A$, $\alpha-\beta=B$라 놓으면 $\alpha=\dfrac{A+B}{2}$, $\beta=\dfrac{A-B}{2}$이다.

그러므로 $\cos A+\cos B=2\cos\dfrac{A+B}{2}\cos\dfrac{A-B}{2}$

이 된다.

6) $y_1=\sin\dfrac{\pi}{4}t$, $y_2=\sqrt{3}\,sin(\dfrac{\pi}{4}t+\dfrac{\pi}{2})$를 합한 운동이 단진동임을 보이고, 진폭, 주기, 진동수를 구하라.

풀이 $y=\sin\dfrac{\pi}{4}t+\sqrt{3}\,sin(\dfrac{\pi}{4}t+\dfrac{\pi}{2})$

$=\sin\dfrac{\pi}{4}t+\sqrt{3}\,cos\dfrac{\pi}{4}t$

$y=2(\dfrac{1}{2}\sin\dfrac{\pi}{4}t+\dfrac{\sqrt{3}}{2}cos\dfrac{\pi}{4}t)$

$=2(\sin\dfrac{\pi}{4}t\cos\dfrac{\pi}{3}+\cos\dfrac{\pi}{4}t\sin\dfrac{\pi}{3})$

$=2\sin(\dfrac{\pi}{4}t+\dfrac{\pi}{3})$

$\therefore$ 진폭 2, 주기 $\dfrac{2\pi}{\frac{\pi}{4}}=8$, 진동수 $=\dfrac{1}{8}$

7) 다음과 같은 두 조화파를 합성하여, 합성파의 크기와 위상을 구하라.

$$A=4\sin(\omega t+\frac{\pi}{6})\ \text{and}\ \ B=5\sin(\omega t+\frac{\pi}{3})$$

풀이 합성파의 크기 C는

x성분은 $4\cos30^\circ+5\cos60^\circ=4\dfrac{\sqrt{3}}{2}+5\dfrac{1}{2}=2\sqrt{3}+2.5=5.96$

y성분은 $4\sin30^\circ+5\sin60^\circ=4\times\dfrac{1}{2}+5\dfrac{\sqrt{3}}{2}=2+4.3=6.33$

$C=\sqrt{C_x+C_y}=\sqrt{5.96^2+6.33^2}=8.69$

합성파의 위상 φ는

$$\tan\varphi = \frac{4\sin 30^\circ + 5\sin 60^\circ}{4\cos 30^\circ + 5\cos 60^\circ} = \frac{6.33}{5.96} = 1.06$$

$$\varphi = \tan^{-1} 1.06 = 46.67^\circ$$

8) 굴절률이 $\frac{4}{3}$ 물의 Brewster 각을 구하라.(단, $\tan\theta_B = \frac{n}{1}$을 사용하라.)

풀이 $\theta_B = \tan^{-1}(\frac{n}{1}) = \tan^{-1}(1.333) = 53.12^\circ$

9) 다음 극한 값을 구하라.

$$\lim_{x\to 0}\frac{1+\sin x}{\cos^2 x}$$

풀이 $$\lim_{x\to 0}\frac{1+\sin x}{\cos^2 x} = \lim_{x\to 0}\frac{1+\sin x}{1-\sin^2 x} = \lim_{x\to 0}\frac{(1+\sin x)}{(1+\sin x)(1-\sin x)}$$

$$\lim_{x\to 0}\frac{1}{1-\sin x} = 1$$

10) 다음을 증명하라.

$$\lim_{x\to 0}\frac{\sin(\tan x)}{\sin 3x} = \frac{1}{3}$$

풀이 $$\lim_{x\to 0}\frac{\sin(\tan x)}{\sin 3x} = \lim_{x\to 0}\frac{\sin(\tan x)}{\tan x}\cdot\lim_{x\to 0}\frac{\tan x}{x}\cdot\lim_{x\to 0}\frac{3x}{\sin 3x}\cdot\frac{1}{3} = \frac{1}{3}$$

3장 복소수

1) 다음 방정식을 만족하는 실수 x, y를 구하라.

$$ix^2 + (i+2)x - 2iy + 2i - 6 = 0$$

풀이 $(x^2 + x - 2y + 2)i + (2x - 6) = 0$

$2x - 6 = 0,\ (x^2 + x - 2y + 2) = 0$

$x = 3\,,\ 3^2 + 3 - 2y + 2 = 0$

$\therefore x = 3,\ y = 7$

2) $\overline{z_1 . z_2} = \overline{z_1} . \overline{z_2}$를 증명하라.

| 풀이 | $\overline{z_1 \cdot z_2} = \overline{(a_1 + b_1 i) \cdot (a_2 + b_2 i)} = \overline{a_1 a_2 + a_1 b_2 i + b_1 a_2 i + b_1 b_2 i^2}$

$= \overline{(a_1 a_2 - b_1 b_2) + (a_1 b_2 + b_1 a_2) i} = (a_1 a_2 - b_1 b_2) - (a_1 b_2 + b_1 a_2) i$

$= (a_1 a_2 - b_1 b_2) - (a_1 b_2 + b_1 a_2) i$

$\overline{z_1} . \overline{z_2} = (a_1 - b_1 i)(a_2 - b_2 i) = (a_1 a_2 - a_1 b_2 i - b_1 a_2 i + b_1 b_2 i^2)$

$= (a_1 a_2 - b_1 b_2) - (a_1 b_2 + b_1 a_2) i$

$\therefore\ \overline{z_1 \cdot z_2} = \overline{z_1} \cdot \overline{z_2}$

3) $z = 4 + 5i$일 때 $z - \overline{z}$와 $\dfrac{z}{\overline{z}}$를 구하라.

| 풀이 | $z - \overline{z} = 2bi = 10i$

$$\frac{z}{\overline{z}} = \frac{4+5i}{4-5i} = \frac{(4+5i)(4+5i)}{(4-5i)(4+5i)} = \frac{16 + 25i^2 + 40i}{16 - 25i^2} = \frac{-9 + 40i}{41}$$

4) $e^{i\theta} = \cos\theta + i sin\theta$라고 하면, $\cos\theta = \dfrac{e^{i\theta} + e^{-i\theta}}{2}$, $\sin\theta = \dfrac{e^{i\theta} - e^{-i\theta}}{2i}$ 임을 증명하라.

| 풀이 | $e^{i\theta} = \cos\theta + i\sin\theta$라고 하면 $e^{-i\theta} = \cos\theta - i\sin\theta$이다.

$$\frac{e^{i\theta} + e^{-i\theta}}{2} = \frac{\cos\theta + i\sin\theta + \cos\theta - i\sin\theta}{2} = \cos\theta$$

$$\frac{e^{i\theta} - e^{-i\theta}}{2i} = \frac{\cos\theta + i\sin\theta - (\cos\theta - i\sin\theta)}{2i} = \frac{2i\sin\theta}{2i} = \sin\theta$$

5) $\left|\dfrac{z_1}{z_2}\right| = \dfrac{|z_1|}{|z_2|}$ 임을 증명하라.

| 풀이 | $\left|\dfrac{z_1}{z_2}\right|^2 = \left(\dfrac{z_1}{z_2}\right)\left(\overline{\dfrac{z_1}{z_2}}\right) = \left(\dfrac{z_1}{z_2}\right) \cdot \left(\dfrac{\overline{z_1}}{\overline{z_2}}\right) = \dfrac{z_1 \cdot \overline{z_1}}{z_2 \cdot \overline{z_2}} = \dfrac{|z_1|^2}{|z_2|^2}$

$\therefore \left|\dfrac{z_1}{z_2}\right| = \dfrac{|z_1|}{|z_2|}$

6) $-2i$를 극형식으로 나타내라.

| 풀이 | $z=-2i$ 에서 $r^2=0^2+(-2)^2=4 \rightarrow r=2$

$\tan\theta=\dfrac{-2}{0}=\infty \rightarrow \theta=-90^\circ$

$\therefore\ z=-2i=2\{\cos(-90^\circ)+\sin(-90^\circ)\}$

7) $(1+i)^{40}$을 계산하라.

| 풀이 | $z=1+i=\sqrt{2}(\cos 45^\circ+\sin 45^\circ)$

$z^{40}=(1+i)^{40}=(\sqrt{2})^{40}(\cos(40\times 45^\circ)+\sin(40\times 45^\circ))$

$=2^{20}(\cos 0+isin0)=2^{20}$

8) 다음을 계산하라.

$$(1+\sqrt{3}i)^{50}$$

| 풀이 | $z=1+\sqrt{3}i=2(\cos 60^\circ+isin60^\circ)$

$z^{50}=(1+\sqrt{3}i)^{50}=2^{50}(\cos(50\times 60^\circ)+isin(50\times 60^\circ))$

$=2^{50}(\cos 120^\circ+isin120^\circ)=2^{50}(-\dfrac{1}{2}+i\dfrac{\sqrt{3}}{2})$

9) 다음 방정식을 풀어라.

$$z^4=-1+\sqrt{3}i$$

| 풀이 | $z^4=r^4(\cos 4\theta+isin4\theta)=-1+\sqrt{3}i=2(\cos\dfrac{2\pi}{3}+isin\dfrac{2\pi}{3})$

$\therefore r^4=2,\ 4\theta=2n\pi+\dfrac{2\pi}{3}\ (n=0,\pm 1,\pm 2,\ldots.)$

$\therefore r=2^{\frac{1}{4}},\ \theta=\dfrac{1}{2}n\pi+\dfrac{\pi}{6}$

$n=0,\ z_0=2^{\frac{1}{4}}\left(\cos\dfrac{\pi}{6}+i\sin\dfrac{\pi}{6}\right)$

$n=1,\ z_1=2^{\frac{1}{4}}\left(\cos\dfrac{4\pi}{6}+i\sin\dfrac{4\pi}{6}\right)$

$n=2,\ z_2=2^{\frac{1}{4}}\left(\cos\dfrac{7\pi}{6}+i\sin\dfrac{7\pi}{6}\right)$

$$n = 3,\ z_3 = 2^{\frac{1}{4}}\left(\cos\frac{10\pi}{6} + i\sin\frac{10\pi}{6}\right)$$

10) $z^5 = 1$을 풀어라.

풀이 $z^5 = r^5(\cos 5\theta + isin5\theta)$

$1 = 1(\cos 0 + isin0)$

$\therefore r^5 = 1,\ 5\theta = 2n\pi + 0\,(n = 0, \pm 1, \pm 2, ...)$

$\therefore r = 1,\ \theta = \frac{2}{5}n\pi + 0$

$n = 0,\ z_0 = \cos 0 + isin0 = 1$

$n = 1,\ z_1 = \cos\frac{2\pi}{5} + i\sin\frac{2\pi}{5}$

$n = 2,\ z_2 = \cos\frac{4}{5}\pi + i\sin\frac{4}{5}\pi$

$n = 3,\ z_0 = \cos\frac{6\pi}{5} + isin\frac{6\pi}{5}$

$n = 4,\ z_1 = \cos\frac{8\pi}{5} + i\sin\frac{8\pi}{5}$

4장 벡터

1) $\overrightarrow{A} = (1, -2, 3),\ \overrightarrow{B} = (2, 3, -2)$일 때 $\overrightarrow{X}$를 구하라.

(1) $\overrightarrow{A} - 3\overrightarrow{X} = 3\overrightarrow{B}$ (2) $\overrightarrow{A} + 3\overrightarrow{X} = 4\overrightarrow{B} - 2\overrightarrow{X}$

풀이 (1) $\overrightarrow{A} - 3\overrightarrow{X} = 3\overrightarrow{B}$

$3\overrightarrow{X} = \overrightarrow{A} - 3\overrightarrow{B} = (1,-2,3) - 3(2,3,-2) = (1-6, -2-9, 3+6)$

$= (-5, -11, 9)$

$\overrightarrow{X} = (-\frac{5}{3}, -\frac{11}{3}, 3)$

(2) $\overrightarrow{A} + 3\overrightarrow{X} = 4\overrightarrow{B} + 2\overrightarrow{X}$

$\overrightarrow{X} = 4\overrightarrow{B} - \overrightarrow{A} = 4(2,3,-2) - (1,-2,3) = (8-1, 12+2, -8-3) = (7, 14, -11)$

2) $\overrightarrow{P_1}=(-2,1), \overrightarrow{P_2}=(1,-2)$ 일 때, $\frac{1}{2}(\overrightarrow{P_1}-\overrightarrow{P_2})$을 구하라.

풀이 $\frac{1}{2}(\overrightarrow{P_1}-\overrightarrow{P_2})=\frac{1}{2}((-2,1)-(1,2))$

$$=\frac{1}{2}(-3,+3)=(-\frac{3}{2},\frac{3}{2})$$

3) $\vec{A}=(3,-2,1), \vec{B}=(2,2,1), \vec{C}=(1,3,-2)$라 할 때, 다음을 구하라.

(1) $|\vec{A}-\vec{B}|$ (2) $|3\vec{A}-2\vec{B}+\vec{C}|$

풀이 (1) $|\vec{A}-\vec{B}|=|(3-2,-2-2,1-1)|=\sqrt{1^2+4^2+0^2}=\sqrt{17}$

(2) $|3\vec{A}-2\vec{B}+\vec{C}|=|(9-4+1,-6-4+3,3-2-2)|=|(6,-7,-1)|$

$$=|(6,-7,-1)|=\sqrt{6^2+(-7)^2+(-1)^2}=\sqrt{36+49+1}=\sqrt{86}$$

4) 벡터 $\overrightarrow{AB}$의 성분을 나타내고, 그 크기를 구하라.

$$A(2,0,-4),\ B(3,2,1)$$

풀이 $\overrightarrow{AB}=(3-2,2-0,1-(-4))=(1,2,5)$

$|\overrightarrow{AB}|=\sqrt{1^2+2^2+5^2}=\sqrt{30}$

5) 프리즘 벡터 $\vec{P}$의 크기는 3.00(△)이고 x축과 이루는 각은 30°(Base 30°)이다. $\vec{P}$ 벡터의 x, y성분인 $\overrightarrow{P_x}, \overrightarrow{P_y}$를 구하라.

풀이 $\overrightarrow{P_x}=\vec{P}cos\theta=3(\Delta)\cos 30^\circ=3\times\frac{\sqrt{3}}{2}(\Delta)=1.5\sqrt{3}(\Delta)$

$\overrightarrow{P_y}=\vec{P}sin\theta=3(\Delta)\sin 30^\circ=3\times\frac{1}{2}(\Delta)=1.5(\Delta)$

6) $\overrightarrow{P_1}$의 크기는 2.00(△)이고, x축과 이루는 각은 60°(Base 60°)이다. 또한 $\overrightarrow{P_2}$의 크기는 4.00(△) x축과 이루는 각은 120°(Base 120°)이다. 두 벡터를 합성한 벡터의 프리즘 굴절력(△)과 x축과 이루는 방향을 구하라.

풀이 $\overrightarrow{P_{1x}}=\overrightarrow{P_1}cos\theta=2(\Delta)\cos 60^\circ=2\times(\frac{1}{2})(\Delta)=1(\Delta)$

$\overrightarrow{P_{1y}}=\overrightarrow{P_1}sin\theta=2(\Delta)\sin 60^\circ=2\times\frac{\sqrt{3}}{2}(\Delta)=\sqrt{3}(\Delta)$

$\overrightarrow{P_1} = (1,\ \sqrt{3})$

$\overrightarrow{P_{2x}} = \overrightarrow{P_2} cos\theta = 4(\Delta)\cos 120^\circ = 4 \times (-\frac{1}{2})(\Delta) = -2(\Delta)$

$\overrightarrow{P_{1y}} = \overrightarrow{P_1} sin\theta = 4(\Delta)\sin 120^\circ = 4 \times \frac{\sqrt{3}}{2}(\Delta) = 2\sqrt{3}(\Delta)$

$\overrightarrow{P_2} = (-2,\ 2\sqrt{3})$

$\overrightarrow{P} = \overrightarrow{P_1} + \overrightarrow{P_2} = (1,\ \sqrt{3}) + (-2, 2\sqrt{3}) = (-1, 3\sqrt{3})$

$\overrightarrow{P}$의 크기는 $\sqrt{(-1)^2 + 5.19^2} = 5.28$

$\tan\theta = \frac{P_y}{P_x} = \frac{5.19}{-1} = -5.19 \qquad \theta = \tan^{-1}(-5.19) = 100.9^\circ$

7) $\overrightarrow{A} = (2,\ 3,\ 5)$, $\overrightarrow{B} = (2, 3, 8)$일 때, 내적과 사잇각을 구하라.

풀이 $\overrightarrow{A} \cdot \overrightarrow{B} = (4 + 9 + 40) = 53$이고

$|\overrightarrow{A}| = \sqrt{2^2 + 3^2 + 5^2} = \sqrt{38}$

$|\overrightarrow{B}| = \sqrt{2^2 + 3^2 + 8^2} = \sqrt{77}$

$\cos\theta = \frac{\overrightarrow{A} \cdot \overrightarrow{B}}{|\overrightarrow{A}||\overrightarrow{B}|} = \frac{53}{\sqrt{38}\ \sqrt{77}} = \frac{53}{54.09} = 0.98$

$\theta = 11.5^\circ$

8) 다음 식을 증명하라.

$$|\vec{a} + \vec{b}|^2 + |\vec{a} - \vec{b}|^2 = 2(|\vec{a}|^2 + |\vec{b}|)^2$$

풀이 $\vec{a} = (a_1, a_2, a_3)$, $\vec{b} = (b_1, b_2, b_3)$라 놓으면

$|\vec{a} + \vec{b}|^2 = (a_1 + b_1)^2 + (a_2 + b_2)^2 + (a_3 + b_3)^2$

$|\vec{a} - \vec{b}|^2 = (a_1 - b_1)^2 + (a_2 - b_2)^2 + (a_3 - b_3)^2$

$|\vec{a} + \vec{b}|^2 + |\vec{a} - \vec{b}|^2 = 2(a_1^2 + b_1^2 + a_2^2 + b_2^2 + a_3^2 + b_3^2)$

$2(|\vec{a}|^2 + |\vec{b}|)^2 = 2(a_1^2 + a_2^2 + a_3^2 + b_1^2 + b_2^2 + b_3^2)$

$\therefore\ |\vec{a} + \vec{b}|^2 + |\vec{a} - \vec{b}|^2 = 2(|\vec{a}|^2 + |\vec{b}|)^2$

9) 벡터 $\overrightarrow{V} = 5\overrightarrow{e_1} + 3\overrightarrow{e_2} + \overrightarrow{e_3}$와 y축이 이루는 각을 구하라.

풀이 $\overrightarrow{V} \cdot \overrightarrow{e_2} = (5\overrightarrow{e_1} + 3\overrightarrow{e_2} + \overrightarrow{e_3}) \cdot \overrightarrow{e_2} = 5\overrightarrow{e_1} \cdot \overrightarrow{e_2} + 3\overrightarrow{e_2} \cdot \overrightarrow{e_2} + \overrightarrow{e_3} \cdot \overrightarrow{e_2}$

$= 0 + 3 + 0 = 3$

$$\cos\theta = \frac{\overrightarrow{V} \cdot \overrightarrow{e_1}}{|\overrightarrow{V}||\overrightarrow{e_1}|} = \frac{3}{\sqrt{5^2 + 3^2 + 1^2}} = \frac{3}{\sqrt{35}} = \frac{3}{5.91} = 0.51$$

$\theta = 59.3^\circ$

10) 이중초점렌즈에서 원용부의 광학중심점을 원점으로 하였을 때 근용 주시선이 위치벡터 $\vec{r}$(3 mm, -5 mm)의 점 P를 지난다. 이 렌즈의 양 주경선 S, T가 각각 X과 이루는 각이 45° 과 135° 이다. 위치벡터 $\vec{r}$이 각 주경선에 투영된 길이를 구하라.

풀이 $r_S = \vec{r} \cdot \overrightarrow{e_T},\ r_T = \vec{r} \cdot \overrightarrow{e_T}$에서

$\overrightarrow{e_S} = (\cos 45^\circ, \sin 45^\circ), \overrightarrow{e_T} = (\cos 135^\circ, \sin 135^\circ)$이므로

$$r_S = \vec{r} \cdot \overrightarrow{e_S} = (3, -5) \cdot (\cos 45^\circ, \sin 45^\circ) = 3\frac{\sqrt{2}}{2} + (-5 \times \frac{\sqrt{2}}{2})$$

$= 1.5\sqrt{2} + (-2.5\sqrt{2}) = -\sqrt{2}$ mm

$$r_T = \vec{r} \cdot \overrightarrow{e_T} = (3, -5) \cdot (\cos 135^\circ, \sin 135^\circ) = (-3\frac{\sqrt{2}}{2}) + (-5 \times \frac{\sqrt{2}}{2})$$

$= -1.5\sqrt{2} + (-2.5\sqrt{2}) = -4\sqrt{2}$ mm

11) $\overrightarrow{A} = (3, 1, 4), \overrightarrow{B} = (4, -1, 3)$ 일 때 $\overrightarrow{A} \times \overrightarrow{B}$ 를 구하라.

풀이 $\overrightarrow{A} \times \overrightarrow{B} = (3, 1, 4) \times (4, -1, 3)$

$= (1 \times 3 - 4 \times (-1), 4 \times 4 - 3 \times 3, 3 \times (-1) - 1 \times 4)$

$= (3 - (-4), 16 - 9, -3 - 4)$

$= (7, 7, -7)$

12) 세 점 $\overrightarrow{P}(3, 4, 1), \overrightarrow{Q}(0, 2, 2), \overrightarrow{R}(2, 4, 1)$ 을 꼭짓점으로 하는 삼각형의 면적을 구하라.

풀이 $\overrightarrow{PQ} = (-3, -2, 1), \overrightarrow{PR} = (-1, 0, 0)$이므로

$\overrightarrow{PQ} \times \overrightarrow{PR} = (-3, -2, 1) \times (-1, 0, 0)$

$(-3, -2, 1) \times (-1, 0, 0)$

$= ((-2) \times 0 - 0 \times 1, 1 \times (-1) - 3 \times 0, -3 \times 0 - (-2) \times (-1))$

$= (0, -1, -2)$

$$S = \frac{1}{2}|\overrightarrow{PQ} \times \overrightarrow{PR}| = \frac{1}{2}\sqrt{0^2 + (-1)^2 + (-2)^2} = \frac{1}{2}\sqrt{5}$$

5장 행렬

1) $A = \begin{bmatrix} 0 & 1 & 0 \\ 1 & 0 & 0 \\ 3 & 2 & 0 \end{bmatrix}$에 대하여 A^2을 구하라.

풀이 $A^2 = \begin{bmatrix} 0 & 1 & 0 \\ 1 & 0 & 0 \\ 3 & 2 & 0 \end{bmatrix}\begin{bmatrix} 0 & 1 & 0 \\ 1 & 0 & 0 \\ 3 & 2 & 0 \end{bmatrix} = \begin{bmatrix} 1 & 0 & 0 \\ 0 & 1 & 0 \\ 2 & 3 & 0 \end{bmatrix}$

2) 다음 행렬의 곱을 구하라.

$$A = \begin{bmatrix} -5.00 & -0.50 \\ -0.50 & -0.75 \end{bmatrix},\ B = \begin{bmatrix} -1.50 \\ 2.50 \end{bmatrix}$$

풀이 $AB = \begin{bmatrix} -5.00 & -0.50 \\ -0.50 & -0.75 \end{bmatrix}\begin{bmatrix} -1.50 \\ 2.50 \end{bmatrix} = \begin{bmatrix} (-5.00)\times(-1.50)+(-0.50)\times 2.50 \\ (-0.50)\times(-1.50)+(-0.75)\times 2.50 \end{bmatrix}$

$= \begin{bmatrix} 7.50-1.25 \\ 0.75-1.875 \end{bmatrix} = \begin{bmatrix} 6.25 \\ -1.125 \end{bmatrix}$

3) 다음 행렬의 곱셈을 구하라.

$$\begin{bmatrix} 3 & 2 & 1 \\ 2 & 1 & 0 \\ 2 & -2 & 1 \end{bmatrix}\begin{bmatrix} 3 & 2 \\ 3 & 1 \\ 2 & -3 \end{bmatrix}$$

풀이 $\begin{bmatrix} 3 & 2 & 1 \\ 2 & 1 & 0 \\ 2 & -2 & 1 \end{bmatrix}\begin{bmatrix} 3 & 2 \\ 3 & 1 \\ 2 & -3 \end{bmatrix} = \begin{bmatrix} 3\times 3+2\times 3+1\times 2 & 3\times 2+2\times 1+1\times(-3) \\ 2\times 3+1\times 3+0\times 2 & 2\times 2+1\times 1+0\times(-3) \\ 2\times 3+(-2)\times 3+1\times 2 & 2\times 2+(-2)\times 1+1\times(-3) \end{bmatrix}$

$= \begin{bmatrix} 17 & 5 \\ 9 & 5 \\ 2 & -1 \end{bmatrix}$

4) $A=\begin{bmatrix} 3 & 4 \\ 5 & -6 \end{bmatrix}$를 대칭행렬과 교대행렬의 합으로 표시하라.

| 풀이 | $A^T=\begin{bmatrix} 3 & 5 \\ 4 & -6 \end{bmatrix}$

$$\frac{A+A^T}{2}=\frac{1}{2}\begin{bmatrix} 6 & 9 \\ 9 & -12 \end{bmatrix}=\begin{bmatrix} 3 & \frac{9}{2} \\ \frac{9}{2} & -6 \end{bmatrix}$$

$$\frac{A-A^T}{2}=\frac{1}{2}\begin{bmatrix} 0 & -1 \\ 1 & 0 \end{bmatrix}=\begin{bmatrix} 0 & -\frac{1}{2} \\ \frac{1}{2} & 0 \end{bmatrix}$$

$$\therefore \begin{bmatrix} 3 & 4 \\ 5 & -6 \end{bmatrix}=\begin{bmatrix} 3 & \frac{9}{2} \\ \frac{9}{2} & -6 \end{bmatrix}+\begin{bmatrix} 0 & -\frac{1}{2} \\ \frac{1}{2} & 0 \end{bmatrix}$$

5) $A=\begin{bmatrix} 3 & -4 \\ 2 & 1 \end{bmatrix}$의 역행렬을 구하라.

| 풀이 | $A^{-1}=\begin{bmatrix} \frac{d}{ad-bc} & \frac{-b}{ad-bc} \\ \frac{-c}{ad-bc} & \frac{a}{ad-bc} \end{bmatrix}$

$$=\begin{bmatrix} \frac{1}{11} & \frac{4}{11} \\ \frac{-2}{11} & \frac{3}{11} \end{bmatrix}$$

6) 역행렬을 이용하여 연립방정식의 해를 구하라.

$$\begin{cases} x+4y=8 \\ 2x+2y=12 \end{cases}$$

| 풀이 | $A=\begin{bmatrix} 1 & 4 \\ 2 & 2 \end{bmatrix}$, $X=\begin{bmatrix} x \\ y \end{bmatrix}$, $B=\begin{bmatrix} 8 \\ 12 \end{bmatrix}$이라 놓으면 $AX=B$가 된다.

$$A^{-1} = \begin{bmatrix} \frac{2}{-6} & \frac{-4}{-6} \\ \frac{-2}{-6} & \frac{1}{-6} \end{bmatrix}$$ 이다.

$A^{-1}AX = A^{-1}B$ 또는 $X = A^{-1}B$

따라서,

$$\begin{bmatrix} x \\ y \end{bmatrix} = \begin{bmatrix} -\frac{1}{3} & \frac{2}{3} \\ \frac{1}{3} & -\frac{1}{6} \end{bmatrix} \begin{bmatrix} 8 \\ 12 \end{bmatrix} = \begin{bmatrix} -\frac{8}{3}+8 \\ \frac{8}{3}-2 \end{bmatrix} = \begin{bmatrix} \frac{16}{3} \\ \frac{2}{3} \end{bmatrix}$$

이므로 해는 $x = \frac{16}{3}$, $y = \frac{2}{3}$ 이다.

7) 연립방정식의 해를 구하라.

$$\begin{cases} 5x + 8y = 18 \\ 6x + 7y = 15 \end{cases}$$

풀이 $A = \begin{bmatrix} 5 & 8 \\ 6 & 7 \end{bmatrix}$, $X = \begin{bmatrix} x \\ y \end{bmatrix}$, $B = \begin{bmatrix} 18 \\ 15 \end{bmatrix}$ 이라 놓으면 $AX = B$가 된다.

$$A^{-1} = \begin{bmatrix} \frac{7}{-13} & \frac{-8}{-13} \\ \frac{-6}{-13} & \frac{5}{-13} \end{bmatrix}$$ 이다.

$A^{-1}AX = A^{-1}B$ 또는 $X = A^{-1}B$

따라서,

$$\begin{bmatrix} x \\ y \end{bmatrix} = \begin{bmatrix} -\frac{7}{13} & \frac{8}{13} \\ \frac{6}{13} & -\frac{5}{13} \end{bmatrix} \begin{bmatrix} 18 \\ 15 \end{bmatrix} = \begin{bmatrix} -\frac{126}{13}+\frac{120}{13} \\ \frac{108}{13}-\frac{75}{13} \end{bmatrix} = \begin{bmatrix} -\frac{6}{13} \\ \frac{33}{13} \end{bmatrix}$$

이므로 해는 $x = -\frac{6}{13}$, $y = \frac{33}{13}$ 이다.

6장 행렬식

1) 다음 행렬식에서 각 원소에 대한 여인수를 이용하여 행렬식의 값을 구하라.

$$\begin{vmatrix} 1 & 2 & -1 \\ 2 & 3 & -3 \\ 3 & 1 & 6 \end{vmatrix}$$

| 풀이 |

$$M_{11} = \begin{vmatrix} 3 & -3 \\ 1 & 6 \end{vmatrix} = 18 + 3 = 21$$

$$M_{12} = \begin{vmatrix} 2 & -3 \\ 3 & 6 \end{vmatrix} = 12 + 9 = 21$$

$$M_{13} = \begin{vmatrix} 2 & 3 \\ 3 & 1 \end{vmatrix} = 2 - 9 = -7$$

$$A_{11} = (-1)^{1+1}M_{11} = 21,\ A_{12} = (-1)^{1+2}M_{12} = -21,\ A_{13} = (-1)^{1+3}M_{13} = -7$$

$$\begin{aligned} |A| &= a_{11}A_{11} + a_{12}A_{12} + a_{13}A_{13} \\ &= 1(21) + 2(-21) - 1(-7) \\ &= -14 \end{aligned}$$

2) 다음 값을 구하라.

$$\begin{vmatrix} 3 & 4 & 5 \\ 4 & 2 & -1 \\ -4 & 3 & -2 \end{vmatrix}$$

| 풀이 |

$$\begin{vmatrix} 3 & 4 & 5 \\ 4 & 2 & -1 \\ -4 & 3 & -2 \end{vmatrix} = 3(-1)^2(-4+3) + 4(-1)^3(-8-4) + 5(-1)^4(12+8)$$

$$= 3(-1) + 4(12) + 5(20) = 145$$

3) 다음 행렬식의 값을 구하라.

$$\begin{vmatrix} 1 & 5 & 8 & 10 \\ 2 & 6 & 9 & 0 \\ 3 & 7 & 0 & 0 \\ 4 & 0 & 0 & 0 \end{vmatrix}$$

| 풀이 | $|A| = a_{14}A_{14} + a_{24}A_{24} + a_{34}A_{34} + a_{44}A_{44}$

$= 10 \cdot A_{14} + 0 \cdot A_{24} + 0 \cdot A_{34} + 0 \cdot A_{44}$

$= 10 \cdot (-1)^{1+4} \begin{vmatrix} 2 & 6 & 9 \\ 3 & 7 & 0 \\ 4 & 0 & 0 \end{vmatrix}$

$= 10 \cdot (-1)^{1+4} \cdot (-1)^{3+1} \begin{vmatrix} 6 & 9 \\ 7 & 0 \end{vmatrix} \times 4$

$= 10 \cdot (-1) \times 4 \times (-63) = 2520$

4) 다음 행렬식을 계산하라.

$$\begin{vmatrix} 3 & 2 & 1 & 5 \\ 1 & 2 & 2 & 3 \\ 2 & -5 & 1 & 3 \\ 4 & 3 & -1 & -4 \end{vmatrix}$$

| 풀이 | 1행에서 2행의 3배를 빼면

$$\begin{vmatrix} 0 & -4 & -5 & -4 \\ 1 & 2 & 2 & 3 \\ 2 & -5 & 1 & 3 \\ 4 & 3 & -1 & -4 \end{vmatrix}$$

3행에서 2행의 2배를 빼면

$$\begin{vmatrix} 0 & -4 & -5 & -4 \\ 1 & 2 & 2 & 3 \\ 0 & -9 & -3 & -3 \\ 4 & 3 & -1 & -4 \end{vmatrix}$$

4행에서 2행의 4배를 빼면

$$\begin{vmatrix} 0 & -4 & -5 & -4 \\ 1 & 2 & 2 & 3 \\ 0 & -9 & -3 & -3 \\ 0 & -5 & -9 & -16 \end{vmatrix}$$

$$\begin{vmatrix} 0 & -4 & -5 & -4 \\ 1 & 2 & 2 & 3 \\ 0 & -9 & -3 & -3 \\ 0 & -5 & -9 & -16 \end{vmatrix}$$

$$= 0(-1)^{1+1}\left| \quad \right| + 1(-1)^{2+1}\begin{vmatrix} -4 & -5 & -4 \\ -9 & -3 & -3 \\ -5 & -9 & -16 \end{vmatrix} + 0(-1)^{3+1}\left| \quad \right| + 0(-1)^{4+1}\left| \quad \right|$$

$$= 1(-1)^{2+1}\begin{vmatrix} -4 & -5 & -4 \\ -9 & -3 & -3 \\ -5 & -9 & -16 \end{vmatrix}$$

$$= -297$$

5) 다음의 3차 행렬 A의 역행렬을 구하라.

$$A = \begin{bmatrix} 1 & 3 & 5 \\ 2 & 4 & 8 \\ 7 & 9 & 6 \end{bmatrix}$$

| 풀이 | $A^{-1}=\dfrac{1}{|A|}\begin{bmatrix} A_{11} & A_{21} & A_{31} \\ A_{12} & A_{22} & A_{32} \\ A_{13} & A_{23} & A_{33} \end{bmatrix}$ 에서

$$|A|=1\begin{vmatrix} 4 & 8 \\ 9 & 6 \end{vmatrix}-3\begin{vmatrix} 2 & 8 \\ 7 & 6 \end{vmatrix}+5\begin{vmatrix} 2 & 4 \\ 7 & 9 \end{vmatrix}=(24-72)-3(12-56)+5(18-28)=34$$

$$A_{11}=(-1)^{1+1}\begin{vmatrix} 4 & 8 \\ 9 & 6 \end{vmatrix}=-48 \qquad A_{21}=(-1)^{2+1}\begin{vmatrix} 3 & 5 \\ 9 & 6 \end{vmatrix}=27$$

$$A_{31}=(-1)^{3+1}\begin{vmatrix} 3 & 5 \\ 4 & 8 \end{vmatrix}=4$$

$$A_{12}=(-1)^{1+2}\begin{vmatrix} 2 & 8 \\ 7 & 6 \end{vmatrix}=44 \qquad A_{22}=(-1)^{2+2}\begin{vmatrix} 1 & 5 \\ 7 & 6 \end{vmatrix}=-29$$

$$A_{32}=(-1)^{3+2}\begin{vmatrix} 1 & 5 \\ 2 & 8 \end{vmatrix}=2$$

$$A_{13}=(-1)^{1+1}\begin{vmatrix} 2 & 4 \\ 7 & 9 \end{vmatrix}=-10 \qquad A_{23}=(-1)^{2+3}\begin{vmatrix} 1 & 3 \\ 7 & 9 \end{vmatrix}=12$$

$$A_{33}=(-1)^{3+3}\begin{vmatrix} 1 & 3 \\ 2 & 4 \end{vmatrix}=-2$$

$$A^{-1}=\frac{1}{34}\begin{vmatrix} -48 & 27 & 4 \\ 44 & -29 & 2 \\ -10 & 12 & -2 \end{vmatrix}$$

6) 다음 연립방정식을 풀어라.

$$\begin{cases} x+y-z=-5 \\ 2x-2y-3z=6 \\ x+3y+3z=10 \end{cases}$$

❙풀이❙

$$x=\frac{\begin{vmatrix}-5 & 1 & -1\\ 6 & -2 & -3\\ 10 & 3 & 3\end{vmatrix}}{\begin{vmatrix}1 & 1 & -1\\ 2 & -2 & -3\\ 1 & 3 & 3\end{vmatrix}}=\frac{-5(-6+9)+1(-30-18)-1(18+20)}{1(-6+9)+1(-3-6)-1(6+2)}$$

$$=\frac{-15-48-38}{-14}=\frac{101}{14}$$

$$y=\frac{\begin{vmatrix}1 & -5 & -1\\ 2 & 6 & -3\\ 1 & 10 & 3\end{vmatrix}}{\begin{vmatrix}1 & 1 & -1\\ 2 & -2 & -3\\ 1 & 3 & 3\end{vmatrix}}=\frac{1(18+30)-5(-3-6)-1(20-6)}{-14}$$

$$=\frac{48+45-14}{-14}=-\frac{79}{14}$$

$$z=\frac{\begin{vmatrix}1 & 1 & -5\\ 2 & -2 & 6\\ 1 & 3 & 10\end{vmatrix}}{\begin{vmatrix}1 & 1 & -1\\ 2 & -2 & -3\\ 1 & 3 & 3\end{vmatrix}}=\frac{1(-20-18)+1(6-20)-5(6+2)}{-14}$$

$$=\frac{-38-14-40}{-14}=\frac{92}{14}$$

7장 미분

1) 다음 함수를 미분하라.

(1) $y=-\frac{1}{x^3}$ (2) $y=\frac{x^2+1}{x^3+1}$ (3) $y=x\tan x$ (4) $y=\sqrt{(3-x)^2+x^2}$

| 풀이 | $y' = (-x^{-3})' = 3(x^{-4}) = 3\frac{1}{x^4}$

$$y' = (\frac{x^2+1}{x^3+1})' = \frac{(2x)(x^3+1)+(x^2+1)(3x^2)}{(x^3+1)^2} = \frac{2x^4+2x+3x^4+3x^2}{(x^3+1)^2}$$

$$= \frac{5x^4+3x^2+2x}{(2x^3+1)^2}$$

$$y' = (x^2\sin x)' = 2xsinx + x^2\cos x$$

$$y' = (\sqrt{2x^2+(6-x)^2})' = \frac{4x+2(6-x)(-1)}{2\sqrt{2x^2+(6-x)^2}} = \frac{6x-12}{2\sqrt{(3-x)^2+x^2}}$$

2) 공기 중의 프리즘(굴절률 n)에서 입사광선과 출사광선이 대칭적으로 통과할 때 꺾임각이 최소가 되는 것을 증명하라.(단, $\delta = \theta_1 + \theta_2 - A$ $\quad \frac{d}{dx}(\sin^{-1}x) = \frac{1}{\sqrt{1-x^2}}$)

| 풀이 | $\sin\theta_1 = nsin\theta_1'$

$$nsin\theta_2' = nsin(A-\theta_1') = \sin\theta_2$$

$$\delta = \theta_1 + \theta_2 - A = \sin^{-1}(nsin\theta_1') + \sin^{-1}(nsin(A-\theta_1')) - A$$

합성함수 미분법에 의해

$$\frac{d}{d\theta_1'}\delta = \frac{ncos\theta_1'}{\sqrt{1-n^2\sin^2\theta_1'}} + \frac{ncos(A-\theta_1')(-1)}{\sqrt{1-n^2\sin(A-\theta_1')}} = 0$$

$$\frac{n\sqrt{1-\sin^2\theta_1'}}{\sqrt{1-n^2\sin^2\theta_1'}} = \frac{n\sqrt{1-\sin^2(A-\theta_1')}}{\sqrt{1-n^2\sin^2(A-\theta_1')}}$$

$$(1-n^2\sin^2\theta_1')(1-\sin^2(A-\theta_1')) = (1-\sin^2\theta_1')(1-n^2\sin^2(A-\theta_1')$$

$$1-\sin^2(A-\theta_1') - n^2\sin^2\theta_1' + n^2\sin^2\theta_1'\sin^2(A-\theta_1'))$$

$$= 1-n^2\sin^2(A-\theta_1') - \sin^2\theta_1' + n^2\sin^2\theta_1'\sin^2(A-\theta_1')$$

$$-\sin^2(A-\theta_1') - n^2\sin^2\theta_1' = -n^2\sin^2(A-\theta_1') - \sin^2\theta_1'$$

$$(n^2-1)\sin^2(A-\theta_1') = (n^2-1)\sin^2\theta_1'$$

$$\sin^2(A-\theta_1') = \sin^2\theta_1'$$

$$A-\theta_1' = \theta_1'$$

$$2\theta_1' = A$$

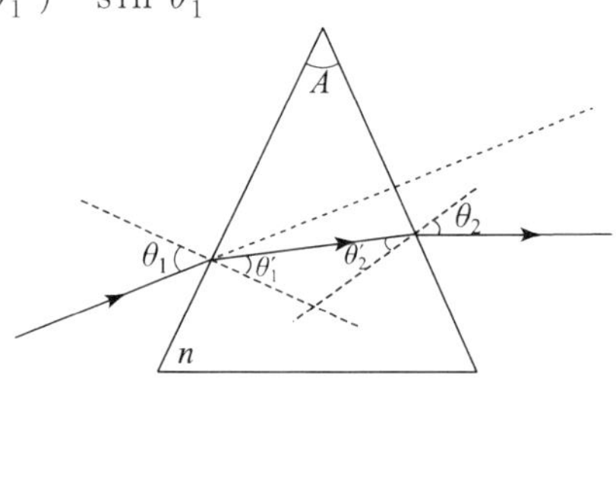

$$\therefore\ \theta_1{}' = \frac{A}{2}$$

$$\theta_1{}' + \theta_2{}' = A$$

$$\therefore\ \theta_2{}' = \frac{A}{2}$$

3) 페르마 원리와 미분을 이용하여 굴절법칙을 유도하라. (단, $n = \frac{c}{v}$이다. n은 굴절률, c는 공기중에서 빛의 속도, v는 매질에서의 빛의 속도이다)

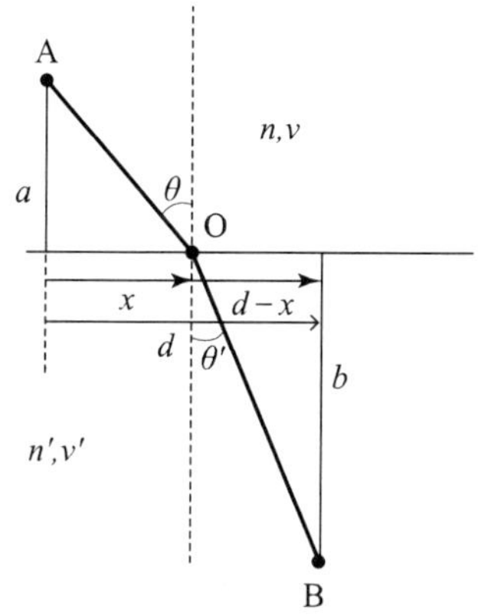

풀이 페르마 원리에 의해 빛의 이동시간은 최소이다.

$t_1 =$ 빛이 A에서 O까지 가는 데 걸린 시간

$t_2 =$ 빛이 O에서 B까지 가는 데 걸린 시간

$$t = t_1 + t_2$$

$$= \frac{\sqrt{a^2 + x^2}}{v} + \frac{\sqrt{b^2 + (d-x)^2}}{v'}$$

$$\frac{dt}{dx} = 0 \rightarrow \frac{dt}{dx} = \frac{d}{dx}(t_1 + t_2) = 0$$

$$\frac{d}{dx}\left(\frac{\sqrt{a^2 + x^2}}{v} + \frac{\sqrt{b^2 + (d-x)^2}}{v'}\right) = \frac{2x}{2v\sqrt{a^2 + x^2}} + \frac{2(d-x)(-1)}{2v'\sqrt{b^2 + (c-x)^2}} = 0$$

$$\frac{nx}{c\sqrt{a^2 + x^2}} - \frac{n'(d-x)}{c\sqrt{b^2 + (d-x)^2}} = 0$$

$$nsin\theta = n'\sin\theta'$$

4) $\lim_{x \to 0} \frac{3x}{1-\cos x}$를 구하라.

| 풀이 | $\lim_{x \to 0} \frac{3x^2}{1-\cos x} = \lim_{x \to 0} \frac{6x}{\sin x} = \lim_{x \to 0} \frac{6}{\cos x} = \frac{6}{1} = 6$

5) $f(x,y) = 4x^3 + xy^3$일 때, $\frac{\partial}{\partial x} f(x,y)$, $\frac{\partial}{\partial y} f(x,y)$를 구하라.

| 풀이 | $\frac{\partial}{\partial x} f(x,y) = \frac{\partial}{\partial x}(4x^3 + xy^3) = 12x^2 + y^3$

$\frac{\partial}{\partial y} f(x,y) = \frac{\partial}{\partial y}(4x^3 + xy^3) = 3xy^2$

8장 적분

1) 다음 부정적분을 구하라.

(1) $\int x\sqrt{x}\,dx$ (2) $\int \frac{1}{x^3}dx$ (3) $\int (\sin x + 4\cos x)dx$ (4) $\int \sin^2 \frac{x}{2}\,dx$

| 풀이 | (1) $\int x\sqrt{x}\,dx = \int x^{\frac{3}{2}}dx = \frac{1}{\frac{3}{2}+1}x^{\frac{3}{2}+1} + c = \frac{2}{5}x^{\frac{5}{2}} + c = \frac{2}{5}x^2\sqrt{x} + c$

(2) $\int \frac{1}{x^3}dx = \int x^{-3}dx = \frac{1}{-2}x^{-2} + c = -\frac{1}{2}\frac{1}{x^2} + c$

(3) $\int (\sin x + 4\cos 2x)dx = -\cos x + 4\sin 2x(\frac{1}{2}) + c = -\cos x + 2\sin 2x + c$

(4) $\int \frac{\cos^2 x}{1-\sin x}dx = \int \frac{1-\sin^2 x}{1-\sin x}dx = \int \frac{(1+\sin x)(1-\sin x)}{(1-\sin x)}$

$= \int (1+\sin x)\,dx = x - \cos x + c$

2) $\int \sin^4 x \cos x\,dx$를 구하라.

| 풀이 | $\int \sin^4 x \cos x\,dx$에서 $\sin x = t$라 놓으면

$$\cos x dx = dt \rightarrow dx = \frac{1}{\cos x}dt$$

$$\int t^4 \cos x \frac{1}{\cos x}dt = \int t^4 dt = \frac{1}{5}t^5 + c = \frac{1}{5}sin^5 x + c$$

$$\therefore \int \sin^4 x \cos x \, dx = \frac{1}{5}\sin^5 x + c$$

3) $\int 3x\cos 3x dx$를 구하라.

풀이 $\int 3x\cos 3x dx$에서 미분해서 간단해지는 $3x$를 $f(x)$로 $\cos 3x$를 $g'(x)$로 놓는다.

$$f'(x) = 3, \ g(x) = \frac{1}{3}sin3x$$

$$\int 3x \cos 3x dx = 3x\sin 3x(\frac{1}{3}) - \int \sin 3x \, dx = x\sin 3x + \frac{1}{3}cos3x + c$$

4) $\int_0^2 (4x^2 - 5x)dx$를 구하라.

풀이 $$\int_0^2 (4x^2 - 5x)dx = \left[\frac{4}{3}x^3 - \frac{5}{2}x^2\right]_0^2 = \frac{4}{3}\times 2^3 - \frac{5}{2}\times 2^2 = \frac{28}{3} - 10 = -\frac{2}{3}$$

5) $\int_0^1 \sqrt{2x+2}\, dx$를 구하라.

풀이 $$\int_0^1 \sqrt{2x+2}\, dx = \left[\frac{2}{2\sqrt{2x+2}}\right]_0^1 = \frac{1}{2} - \frac{1}{\sqrt{2}}$$

6) $\frac{1}{\pi}\int_0^\pi E_0 \sin\theta \cos\theta \, d\theta$를 구하라.

풀이 $\frac{1}{\pi}\int_0^\pi E_0 \sin\theta \cos\theta \, d\theta$에서 $\sin\theta = t$라 놓으면 $\cos\theta \, d\theta = dt$가 됨

$$\frac{1}{\pi}E_0\int_0^\pi tcos\theta \frac{1}{\cos\theta}\, dt = E_0\frac{1}{\pi}(\frac{1}{2})[\sin^2\theta]_0^\pi = \frac{1}{2}\frac{1}{\pi}E_0 \times (0-0) = 0$$

참고문헌

1) 한기준, 안경수학, 개정3판, 대학서림, 2002

2) 오흥준, 김영철 외, 대학기초수학, 북스힐, 2009

3) 안경광학교재편찬위원회, 안경기하광학, 북스힐, 2005

4) 안경광학교재편찬위원회, 안경물리광학, 북스힐, 2005

5) 성풍주, 안경사기하광학, 개정5판, 대학서림, 2016

6) 김봉환, 김상기 외, 실무기하광학, 범한서적주식회사, 2012

7) 장수, 조재홍 외, 응용광학, 도서출판대웅, 1999

8) Ellen Stoner, Patricia Perkins et al, Optical Formulas, 2nd Edition, Butterworth-Heinemann, 2005

9) Clifford W. Brooks, Irvin M. Borish, System for Ophthalmic Dispensing, 3rd Edition, Butterworth-Heinemann, 2007

10) Leno S. Pedrotti, Frank L. Pedrotti, S.J., Optics and Vision, Butterworth-Heinemann, 1998

11) Steven H. Schwartz, Geometrical and Visual Optics: A Clinical Introduction, 2nd Edition, McGraw-Hill Education, 2013

12) Eugene Hecht, Optics, 4th Edition, Addition Wesley, 2002

찾아보기

N

T

숫자

안경수학

인쇄 | 2020년 2월 20일
발행 | 2020년 2월 25일

지은이 | 박 문 찬
펴낸이 | 조 승 식
펴낸곳 | (주)도서출판 북스힐

등 록 | 1998년 7월 28일 제 22-457호
주 소 | 서울시 강북구 한천로 153길 17
전 화 | (02) 994-0071
팩 스 | (02) 994-0073

홈페이지 | www.bookshill.com
이메일 | bookshill@bookshill.com

정가 15,000원

ISBN 979-11-5971-128-2

Published by bookshill, Inc. Printed in Korea.
Copyright © bookshill, Inc. All rights reserved.
* 저작권법에 의해 보호를 받는 저작물이므로 무단 복제 및 무단 전재를 금합니다.
* 잘못된 책은 구입하신 서점에서 교환해 드립니다.